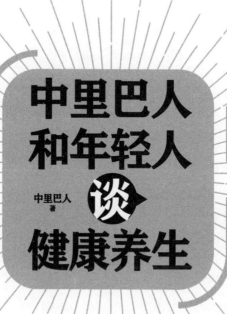

中里巴人和年轻人谈健康养生

中里巴人 著

谈

天津出版传媒集团

天津科学技术出版社

图书在版编目（CIP）数据

中里巴人和年轻人谈健康养生 / 中里巴人著. -- 天
津：天津科学技术出版社，2022.3
ISBN 978-7-5576-9766-2

Ⅰ.①中… Ⅱ.①中… Ⅲ.①养生(中医) – 青年读物
Ⅳ.①R212-49

中国版本图书馆CIP数据核字(2021)第249594号

中里巴人和年轻人谈健康养生
ZHONGLIBAREN HE NIANQINGREN TAN JIANKANG YANGSHENG
责任编辑：张　跃

出　　版：天津出版传媒集团
　　　　　天津科学技术出版社
地　　址：天津市西康路35号
邮　　编：300051
电　　话：（022）23332372
网　　址：www.tjkjcbs.com.cn
发　　行：新华书店经销
印　　刷：北京盛通印刷股份有限公司

开本880×1230　1/32　印张8.25　字数168 000
2022年3月第1版第1次印刷
定价：59.80元

自 序

在微博上幸会姜得祺先生。

姜先生是优秀的图书策划出版人，邀我写一本适合现代年轻人生活节奏的养生书，以缓解大家身体上的病痛、情绪上的焦虑、精神上的压力。

我已经很久没有动笔写书了，恐难当其任。

后来，在与姜先生的反复沟通中，我有了很多新的想法，觉得很有必要将自己这些年关于养生的一些新的领悟进行梳理，并以年轻人喜欢的方式呈现出来。

最终，我与姜先生商定，采用一问一答的写作方式。这样我写起来很轻松，读者朋友阅读也很轻松，而且我所讲内容也更接近当下年轻人的实际需求，简单易读，让年轻人一看就懂，一学就会，一用就对。

本书从实际出发，像一本简要的身体说明书，对日常生活中最常见的身体问题、心理问题，进行了通俗的解答，给出了实用的解决方法。不额外占用特定的时间和空间，随时随地，随心随意，举手投足，就可以对身体进行养护和修复。

老子说："为学日益，为道日损"。学习是为了增长知识，修道是为了减少麻烦。年轻人应该抓紧学一些养生之道，毕竟保持健康才是当务之急。

中里巴人

2021 年 10 月 20 日于北京

目录

第一章

熬夜与失眠正在悄悄透支着健康

第二章

头部问题关系到身体一切健康

第三章

五脏健康的基础调理策略

第四章

六腑不容忽视的健康调理办法

第五章

心理平衡决定着身体健康

第六章

饮食内补是身体健康的一切保障

第七章

科学减肥、科学调理才能光彩照人

第八章

只有四季养生才能四季健康

第九章

中里巴人的健康新观点

第一章

熬夜与失眠正在
悄悄透支着健康

1　熬夜对身体造成的伤害，
　　　该如何进行补救？

现在熬夜的年轻人越来越多，有的是为了工作，但更多的人是躺在床上娱乐性地玩手机，大家明明知道这样对身体不好，但又很难控制自己。那么，熬夜对身体造成伤害了，该如何进行补救？

我的观点一直很明确，就是劝大家不要熬夜，尽量多睡觉，尤其是分时辰睡觉，对身体其实是一件极为重要的事情。比如，我已经养成了睡子午觉的习惯。

那么，子午大概是什么时间呢？

一般以夜间十一点至午夜一点为"子时"，以上午十一点至下午一点为"午时"。我重点说一下子时休息对身体的好处。按经络来讲，子时是胆经所主，不是肾经。胆是中精之腑，就是你的精气不足了，胆可以给你补充，可见胆的能量其实非常大，所以我们经常听到一个词语叫"孤胆英雄"。夜里什么时候养胆最合适呢？养胆在夜间十一点到午夜一点是最佳时间段。人如果这个时候睡觉，就可以将精气补得特别足。而午夜一点到凌晨三点属于肝所主，肝补的是血，血对人体非常重要，人血不足，能力、精力自然不足，所以午夜一点到凌晨三点还没睡，第二天气色肯定就不好。

如此，有朋友就要问了，如果迫不得已要熬夜，是不是午夜一点之前可以适当牺牲点胆，但一点之后的肝就务必要保一保？

如果将午夜一点之前这段时间比作"种子"，那么，午夜一点以后这段时间可以比作"粮食"。我们通常认为自己当下只要有"粮食"吃，就不太担心"种子"的事，甚至认为"种子"是50岁以后再考虑的事情，年轻人的气血一般都特别足，偶尔一两次熬夜，影响也不大，只要能把血补上，"粮食"够吃了，对身体也不会有太大的损害。当然，如果能够把精补上，那么效果是最佳的，因为夜间十一点到午夜一点是补人体精气的时候。人体想要能量很足，必须精气足，才能精进、精彩。有个词语叫"没精打采"，可以看出人如果要有神彩，精气必须特别足。另外，只要你血足，一般体力活都是有保障的。虽然年轻人体力壮，但还是希望大家最好能在午夜一点之前睡觉，补好血。除此之外，血跟头发有关系。为什么有些人老掉头发？此乃"发为血之余"，血越多，头发越茂盛；血少了，甚至血根本不够用，头发没有血液供应了，就会变得越来越稀少，且没有光泽。如果你不想掉头发，那就早点睡觉吧！

2 精神压力大导致失眠，
  怎么快速入眠？

最近我工作量很大，心理压力更大，晚上经常失眠，请问有哪些方法可以帮助我快速入眠，免受失眠的折磨呢？

其实想快速入睡很容易，只要精神集中就可以入睡。如果你躺在床上胡思乱想，肯定睡不着。另外，古语有云"胃不和则卧不安"，所以晚上要想提高睡眠质量，晚餐尽量少吃点。除了少吃一点之外，也不能吃得太油腻，辛辣且油腻的食物很容易让人兴奋，导致失眠。

还可以在睡觉之前做一些让人内心平静的事情。比如用温水泡泡脚，可以听一听评书或者轻音乐等。时间可以控制在20分钟左右，听着听着自然就入睡了。如果你思绪游荡、魂不守舍，这样"神"就跑出去了，自然难以入睡。如果心中惊恐也会睡不着，所以我们在睡前要调整好心态。

还有一种快速入眠方法，就是把气血引到脚上。建议失眠的朋友上床后转动转动脚腕。这个转动没有固定模式，顺时针转也行，逆时针转也行，甚至可以用脚写字。比如，你可以转动脚腕写一个"马"字，字可以正着写，也可以倒着写，或者两只脚同时写。这样做的主要目的是将气血引到脚上，让你全身心放松下来，这样比较容易入睡。

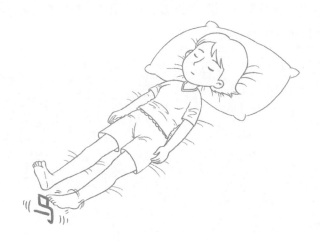

　　如果你失眠严重，辗转反侧怎么都睡不着，有可能是白天休息时间太久，压根就不困而非失眠，那么，在这种情况下就没有必要逼着自己睡觉，否则精神紧张更是难以入眠。此刻，你可以利用这段宝贵的时间干点有意义的事。比如可以干一点白天没有完成的工作等。对于我来讲，偶尔也有熬夜的时候，甚至忙到凌晨三点才睡觉。有时候觉得既然睡不着又不想浪费宝贵的时光，不如趁着晚上的安静时光干点自己觉得有意义的事情，而且晚上灵感也挺多的，不如利用这段时间在灯光下写点东西，看看书，或者听一听舒缓的音乐，这些都是很令人愉悦的事情，而且有助于促进困意来袭，有助于提高睡眠质量。但不建议有些人睡不着，觉得是自己不够累，于是在房间做剧烈的身体锻炼试图让自己很累，想以此达到快速入眠的状态，因为这样只能导致自己身体机能和神经都更兴奋，更加难以入睡了，所以不建议睡前做剧烈运动。年轻人，不仅处于长身体阶段，而且脑力工作往往也较繁重，还是应该注重睡眠，让身心得到全面的放松。

3　熬夜脸上就长痘痘，
这是怎么回事？

由于工作需要，我经常熬夜，熬夜之后，我的脸上就
会长痘痘，这让我苦恼得都不好意思出门上班。请问，熬
夜之后，为什么会长痘痘呢？

　　我们人体的各项机能在夜晚会降低，相当于处于一种排毒状态。从中医角度出发，排毒是将身体内有毒、有害物质排出体外。其实，一部分毒素等有害物质就藏在人体脂肪内，需要不断采取一些方式，比如运动锻炼等，让毒素通过汗液等形式分解排出体外。如果有害物质不能够正常且充分地分解，就会通过皮肤变成痰浊排泄出来。如果按时作息，身体机能处于正常排毒状态，就不会出现痰浊，皮肤也不会出现痘痘；如果经常熬夜，打乱正常人体排毒状态，脂肪中的有害物质难以分解，便以痰浊的形式通过皮肤排出，这样自然皮肤就会起痘痘。

　　如果能够早点睡觉，身体正常排毒就不会出现痰浊，皮肤自然不会出现痘痘。

如果不能保证早点睡觉，那就晚上尽量少吃东西或不吃东西，尤其是那些油腻的东西。如果晚上不睡觉觉得饿，起来撸串、喝啤酒，这样就容易进入一种恶性循环的状态，不仅容易长胖，还容易长痘痘。需要特别注意的是，饮料、冰镇食物、甜食等都是引发痘痘的罪魁祸首。

　　其实，你想减肥也好，不想长痘痘也好，首先你要有修正的意识，然后通过自律控制自我。当然，完全改变一种生活习惯很难，因为每个人的喜好不同，两三天的自律或许有人可以做到，而长期的自律很多人难以做到。有的人在遭受生病折磨之后吸取教训可以做到，但人在没生病或者身体没有遭受疼痛的时候，要做到长期的自律还是比较难的。

　　针对熬夜长痘痘，最好的补救办法就是早点睡觉。如果你身体脂肪里的有害物质被正常分解掉，而且能保证充足的睡眠，痘痘自然不会长在你的脸上了。

　　如果在饮食过程中吃了油腻的食物，可以适当吃点萝卜。萝卜不仅可以帮助人体清除毒素，还可以避免长痘痘。

即便不熬夜也出现黑眼圈，
怎么回事？

　　打开经络图，我们可以看到黑眼圈的部位正好通向胃经，这里有个四白穴。一旦发现我们有黑眼圈了，可以揉一揉四白穴。但是光揉这个穴位不行，还要推一下胃经，因为气血是从胃上引下来的，只有把胃调理好了，浊气散掉了，黑眼圈的问题才能从根本上解决。

4 熬夜感到心慌心悸，
这是要挂掉的信号吗？

我平时爱刷抖音，很多时候一不留神就刷到了半夜一两点，之前感觉没问题，最近却突然感觉到心慌心悸，有种随时要挂掉的感觉，这是怎么回事呢？

人体所有的机能都跟心、肾有关，这是根本。如果心像汽车中的发动机，那么肾就相当于一个油箱，只有储存够大量的油，汽车才能跑得远。肾不好就好比油箱漏油，这样汽车怎么会跑得远？这样的人谈何健康长寿呢？

汽车若是发动机有问题，就无法启动；人的心脏出现问题，人就像一台发动不起来的汽车。所以人体要想保持良好的状态，"发动机"必须是好的，"油箱"也得是满的。心和肾是密不可分的，心是"藏神"的，肾是"藏精"的。如果你不好好睡觉，肾精不足，人就没神，心就容易慌。

精和神是相通的，有精才能有神，神是人的光彩，没神就没精打采。如果熬夜之后你觉得心慌心悸，那就说明你该睡觉了。任何时候都要谨记，生命健康是人生最重要的，事业和娱乐都在其次，不能舍本逐末，本末倒置。立住生命之本，其他的顺其自然。

5　为什么熬夜，
　　很容易导致猝死？

有些行业工作量很大，特别是金融、IT等行业，熬夜加班已是司空见惯的事。新闻报道上也偶有熬夜加班导致人猝死的案例。请问为什么熬夜容易导致人猝死呢？如何预防？

心脏是人的半条命，无论什么时候都得小心养护。当你心静的时候就是在养心脏，当你心乱的时候就是在耗心脏。夜里睡不着觉心就容易乱，本来白天工作压力大心就容易乱，晚上还接着乱，心脏没有一个休养的机会，再加上缺少健康意识，自然容易出现问题。

那么，在快节奏的现代社会，工作压力大、心脏休养机会少的情况下，怎么找到合适的保养心脏的办法，去修复自己的心脏呢？

八段锦对修复心脏特别有好处，尤其是第一招"双手托天理三焦"。为什么说这招对修复心脏特别好呢？我们心脏的负担来自生活的压力。压力实际上就是一些不良情绪。我们经常在影视剧中看到，甭管这人生气了，忧伤了，还是着急了，最后都忍不住捂一下胸口。其实这就是各种不同的情绪冲击到心脏，伤害到心脏了。"双手托天理三焦"能够把冲击心脏的这些不良情绪化解掉。其中的关键就在"三焦"，"理三焦"就是调理三焦。三焦的主要功能是通调人体一身之气，所以三焦经是主气所生之病。

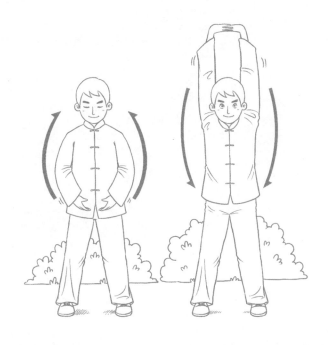

　　三焦，实际上是一个空间，分为上焦、中焦、下焦。它涵盖人体的各个部位，就像人体的总管家。具体来说，三焦是管气的。如果你气不顺，它就帮你调顺了。俗话说，"百病从气生"，很多病都是由长期生气、抑郁造成的。有句话是"气从以顺，各从其欲，皆得所愿"，你气不顺，你的愿望就实现不了，心情不好，病就容易出来。所以把气给调顺了，人也就轻松了。

说到这里，有人可能要问：经常看到晨练的老头、老太太打八段锦，那它适合年轻人吗？

当然适合。年轻人若是经常打八段锦，既不容易生病，也能预防衰老。

6 熬夜后心脏很不舒服，
如何找到最佳调节方法？

我之前看过您的书，里面讲到熬夜之后，如果心脏很不舒服可以按摩劳宫穴进行缓解。除此之外，如何找到更多更好的调节方法呢？

长期熬夜的确会给心脏造成很大的压力，但我们找准穴位进行按摩，对缓解心脏压力还是很有效果的。人体的穴位都长在经络上，就跟一个果子长在一根藤上一样。有个词叫"离穴不离经"，意思就是你只要找到藤，顺藤摸瓜，很快就会找到穴位。

有人说劳宫穴一揉很舒服，劳宫穴分内劳宫穴和外劳宫穴，但我们通常说的劳宫穴指内劳宫穴。也有人说劳宫穴揉了也没什么太大感觉，还有人说除了劳宫穴之外还得多备几个穴位，这样有一种心理安慰，觉得自己精神更充沛一些。其实，最方便锻炼的是二头肌，就是胳膊上比较粗壮的地方。比如举哑铃、杠铃的时候，都会用到二头肌。二头肌这里是心包经所在的位置，如果心脏不舒服，会在这块形成阻滞点，而且还很疼。之所以会疼，就是不通了，要

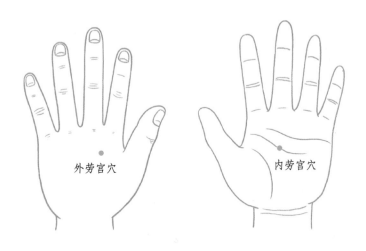

外劳宫穴　　　　　　　　内劳宫穴

让它通畅，就得用拳头敲。在敲击的时候，肌肉要放松，不能绷得太紧。敲一敲就很容易找到痛点，把这些痛点给它敲碎了，揉开了，就不再痛了。有时候敲几下、揉几下，发现会有一些瘀青，其实瘀青就是瘀血，你一敲，再一揉，瘀血就散了。瘀血慢慢散完以后，你就会觉得心脏比原来通畅多了，舒服多了。这是一个特别简单的方法。我们随时随地都可以敲，想起来就敲，而且你会慢慢发现，即便你没练哑铃，二头肌也变得粗壮了，因为这里血多了自然就粗壮。可见肌肉可以练出来，也可以养出来。练的肌肉，当你不练时，肌肉就会变小。养的肌肉是自己慢慢长起来的，更稳固，也更自然。

人体的穴位太多了。那么，怎么准确找到穴位呢？

其实可以先把问题解决了，然后再找背后的原因。比如，我们都体会到手机带来的便利，但我们没有必要非得搞清楚5G的工作原理是什么，我们只需要利用它给我们带来的便利就可以了。穴位也是这样，只要我们找准了它，按摩它，能够让我们的身体舒服就可以了。因为有时候你就算把穴位都背会了，但是不知道怎么用，那基本上等于白掌握这些知识了。反过来说，你虽然不知道穴位是什么，但是身体某个位置确实有问题，你可以去查找这个穴位。当你把这个位置的穴位查到了，也揉通了，这时候这个穴位就真正变成你自己的东西了，以后再有问题，你可以熟练地去运用它。哪怕不知道或者不清楚原理也没关系，只要去实践、去练习，一样可以收获一个好的结果。比如说，一位不识字的老太太，她不懂什么穴位，但是她觉得身体哪里不舒服了，就敲一敲，揉一揉，然后身体就舒服了。下次她再遇到身体同样位置不舒服，她就知道敲打这个穴位可以缓解不适。这就是找到了自己的穴位。相当于她找到了一个属于自己的随身药囊。

　　当然，这当中最关键的一点是你得相信按摩这个穴位真起作用，然后愿意去实践。

7 控制不住地熬夜，
   怎样对身体的损害最小？

节假日期间大家很自然地会有一些娱乐活动，或是其他一些应酬，难免会熬夜。那么，怎样做才能把熬夜对身体的损害降到最小呢？

熬夜损伤的首先是睡眠。就像我们饿了会吃东西一样，睡眠不足就赶紧找机会补睡眠。虽然晚上的睡眠质量相对高一点，但是缺乏睡眠之后，适时补觉也非常重要。善于补觉的人依然能够把精气神、气血给补回来，只是需要用双倍的时间才能把夜里失去的睡眠补回来。比如，夜里缺乏深度睡眠两个小时，白天要用四个小时的睡眠才能补回来，这实际上有点得不偿失。当然，每个人的情况不一样，有的人就是夜里有灵感，思路更清晰，工作效率更高。像这种情况，晚上熬一会儿夜，白天来补救一下也未尝不可。

因此，无须用绝对的时间概念来衡量熬夜值不值得，每个人的人生都是丰富多彩的，每个人的价值观也有所不同，只要"各从其欲，皆得所愿"便可。

8 反正就是睡不着，
怎么做能有效帮助入眠？

感觉一切都正常，但就是晚上莫名其妙睡不着的时候，怎么做能有效帮助入眠？

失眠是很多人经历过的事，如果只是偶尔出现这种状况，不必过度紧张。但若是天天如此或是经常如此，肯定会给我们的身体健康带来不良的影响。那么，有没有什么办法可以帮助自己进入睡眠状态呢？

首先，要看我们是因为吃得过饱，肠胃撑得消化不良而失眠，还是劳累过度，身体失调而失眠。

如果能在不影响工作、学习、娱乐的情况下，把睡眠问题解决了，自然是皆大欢喜。

有一个办法大家不妨试一试，那就是静心。有的人的工作是需要在手机上进行的，即便躺在床上，心也很难静下来。这时候，可以跪坐着看手机。跪坐对古人来说稀松平常，就是往地上一跪，坐在脚后跟上，前面搁一矮几，不耽误喝茶喝酒。有人担心跪坐会把膝盖跪坏了，其实跪坐的时候跪的是迎面骨，并不会伤害到膝盖，而且跪膝的时候气血下行，可以把浮在头上的一些热气、火气引下来，相当于引气归元，这样你晚上睡觉的时候就能睡得特别安稳。头热脚凉的人是很难睡踏实的，人只有脚暖了，才能睡好。当然，也有人将跪坐法称为跪膝法。

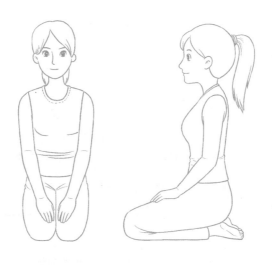

同样是看电视、玩手机，为什么不选择一个既可以消磨时间又能有助于身体健康的做法呢？这样日积月累地坚持下来，不但可以防止脱发、改善视力，还有助于睡眠，何乐而不为呢？

任何事都有两面性，没有绝对的好与坏。就好像我们做足疗的时候，脚心被按摩得很痛，但是通身却很舒畅。美好的事情若是做得心不甘情不愿，那不做也罢。古人讲"形劳而不倦"，但若是为了娱乐而以牺牲身体健康为代价，就未免得不偿失了。所以，该休息的时候还是尽量早点休息，否则等到身体亏空到不可收拾的时候，再想方设法去补救，不仅要付出巨大代价，而且效果也难以保障。

9 熬夜容易让人双眼昏花，怎么调整？

我的工作性质让我不得不熬夜，熬夜不可怕，可怕的是熬夜的时候突然眼前就花了，而且还是两种花：一种是那种忽闪忽闪的眼花；一种是那种好像眼睛里有三分之一或是一半的地方被一个灰色的天幕给挡住了。可把我吓坏了，不过几分钟之后，又慢慢好了。而且这种情况出现了很多次，我听别人说像我这种情况是因为肝伤得太厉害了，是这样吗？

眼睛看某一种东西看久了，很容易出现酸涩的情况，这是眼睛缺血的症状。如果你当下把眼睛闭上，揉一揉肝经的穴位，一会儿眼睛又亮了，说明还没到最坏的状态，还能补回来。《素问·上古天真论》有言："七八，肝气衰，筋不能动。"意思是说，人在五十六岁这个年龄，肝气衰退对身体最明显的一个影响就是筋的活动能力下降了。所以很多人到这个年纪，手不灵活了，脚步不稳了，眼睛也花了，都是因为肝出了问题。肝好眼睛就亮，肝一缺

血，眼睛马上就昏花。《黄帝内经》中所讲"肝受血而能视"，就是说肝血足就能看得特别清楚。

因此，要想把肝养好，首先要知道它跟谁相通，谁能帮助修复它。说到这儿，自然要提到膀胱经，这是治肝所生病的主要部位。也就是说，当这个位置有损害时，赶紧修复它，给它提供能量。

俗话说，"病树前头万木春"，在一年四季的养生中，肝对应的正是春天。春天是一个万物复苏的季节，也是一个唤醒身体重生的季节。所以，如果一个人想养生，想修复自己的身体，不妨从春天开始。

身体很健康，但口腔和舌头长泡，怎么办？

身体的一个表征，可能与五脏六腑都有关系。不管是肝的问题、心火的问题、还是脾的问题，都有可能引起口腔长泡。

《黄帝内经》有云："无问其病，以平为期。"也就是说，不管是什么病，都讲求一个平和。而所有的疾病和不适，都是气血不平和的表现。有人吃烧烤得口疮，有人熬夜得口疮，有人上火得口疮。所以，我们要辩证地看问题，知道问题出在哪儿，及时改正，就是最好的解决方法。

10 晚上熬夜白天补觉，
　　还会对身体造成伤害吗？

我经常上夜班，一般是晚上八点钟上班，凌晨四点钟下班，然后整个白天都在休息。我这样会对身体造成伤害吗？

　　人生在世，生存是第一位的。碰到需要上夜班的情况，首先从精神上放下负担，夜里没睡没关系，白天补好觉，可以将熬夜对身体的损害降到最小。需要注意的是，补觉的时候不要抱着紧张的心态去补，就是强迫自己下班之后马上睡觉，或是一定要补够几个小时。这种方法并不可取。人体有自己的代偿能力，如果你夜里没睡好，白天的时候身体自然而然会告诉你哪个时间段疲倦了，该休息了。这时候你就可以好好睡一觉。如果自己明明不困，非要按时按点地躺到床上去睡，反而容易适得其反，更睡不着了。越是睡不着，越容易心急，越耗气血，其实大可不必。睡不着的时候，可以调理一下身体的其他机能，比如按摩一下肚子。要知道，着急、焦虑、紧张等情绪对人体的伤害性极大。古语有云："既来之，则安之。"坦然接受当下的状态非常重要。

所以，如果我们熬夜了，白天尽量补一下觉，这样身体各种机能都得到了修复，第二天依然元气满满。相反，不去补觉，从外表上来说，黑眼圈、眼袋、精神不振等症状，都是可以看到的表象，表象深处就是新陈代谢紊乱，身体机能正常功能被打乱，时间久了，整个身体就可能垮掉，得不偿失，你说呢？

11 半夜醒来是否预示着
身体某个部位出现了问题？

睡到半夜醒来，之后就难以再入睡。根据不同时段对应不同的脏腑，半夜醒来是否说明自己相对应的脏腑已经出现了问题？

《黄帝内经》有云："卧，则血归于肝。"意思是说，人体在躺卧时血液较多地流向肝脏。白天血液都在四肢流动，到了晚上该回来了，所以睡眠好不好，归根结底还是要看能不能归血，血液能不能归肝。肝为魂之腑，魂不守舍，一会儿睡一会儿醒，说明肝的存血能力出了问题，所以要养肝。

养肝就是给肝空间。比如你老生气，就会有很多浊气藏在肝里，这样肝的空间就小了，血就进不去了，自然也就睡不好觉了。另外，肝也主谋略，想得太多，气化不开，血液不能安安静静地"藏"起来，那也睡不踏实。所以说，很多到点就醒的人大都是肝空间不足。

当然，让肝的空间变大，可以从内因和外因两方面入手。内因具体到穴位上，就是多揉太冲穴。太冲穴在大脚趾和二脚趾趾缝下两寸（大概两个大拇指并在一起的宽度）的位置。冲是空的意思，太冲就是太空，空间非常大。所以要想养肝，就要把这个空间给打开。肝的空间大了，血就能"藏"进去，浊气被排出，人也就睡得踏实了。

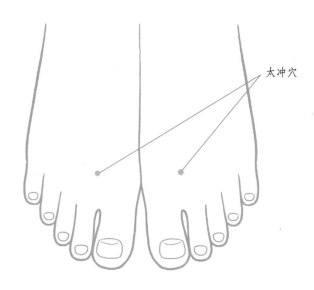

太冲穴

　　外因是凡事看淡些，想开点。《金刚经》里有一句话，"应无所住，而生其心"，意思是物来则应，物去不留。排除忧虑最好的方法就是不去想或是尽力解决它。但我们通常是不去想办法解决，只是担心，只是忧虑，结果就是困惑于忧虑当中而沉浸不出。这样做的结果就是越来越忧虑，思想越来越混乱，怎么可能睡得踏实呢？

　　如果实在睡不着，不妨看看书，让自己静下来，或是把自己忧虑的问题写到一张空白的纸上，理清一下思路，当你豁然开朗了，心里踏实了，睡意自然就来了。

12 晚上多梦睡不好，
早上起不来，怎么调理？

凌晨两三点总是从梦中惊醒，之后感觉特别精神，没有一丝入眠的感觉，可是到了早晨七八点上班的时候又困得要死，这种情况怎么去调理？

晚上总是多梦睡不好，早上无精打采，这样的情况偶尔发生则无关紧要，经常发生就会形成一种惯性，而且会病走熟路。随着身体的逐渐衰老，气血越来越不足，就更没法控制自己形成的这种惯性，只能是变本加厉，失眠越来越厉害。

实际上，这个问题是一个非常普遍的现象。现在失眠越来越年轻化，过去五六十岁的人才会夜里睡不着觉，现在二三十岁的人就夜里睡不着觉，而且想睡也睡不着。如果经常出现这种情况就会形成焦虑，因为第二天还得上班，上班你要是没精打采的话，好多工作就完成不了，就形成了双重的压力，也就更睡不着了。

凌晨两三点的时候，按中医的说法，应该是肝主导，本来人的气血是夜卧则血归于肝，就是当睡觉的时候血都奔肝去存着了。肝就像一个大血库，经过肝的排毒、解毒，睡觉时血液就被清洁了。第二天早上，新的血液生出来了，整个人就焕发出活力。这就叫作肝藏血。这时候睡不着觉，肝的工作效率自然很低，血液就不能从污浊的变成清洁的。再加上好多浊气在里边，肝没有足够的空间藏血。浊气说起来比较抽象，具体的话就是不良情绪，如怨气、怒气，反正是没解开的气、没有放下来的气。这时候气在那顶着，心里有点怒、有点怨、有点烦恼，这些东西聚集在一起就睡不着觉了，气往外走，新鲜血液想进来，两者互相顶上了。所以肝就不能踏踏实实让血藏起来，只能一边工作一边藏一点，这样导致肝在很低的效率下发挥自己的功能，勉强完成自己的本职工作。本来充足的睡眠可以把这些血全部都藏起来，而处于失眠状态只能藏一点血，结果导致第二天没有那么多充足的新鲜的血液供应，而且血液没有经过过滤，还是原来那些污浊的血，还是原来那些怒气，第二天早上起来肯定就昏沉。

早上起床，比如说八九点钟，肝不管藏血这事了，它随便给你点血，让你凑合用。七点到九点，由胃所主；九点到十一点，由脾主导。这时候一般人早上起来再吃点早点，夜里没睡好，血液供应不足，没那么多气血来消化这些食物，这些食物就变不成营养。因为你吃的这些食物需要先由血液把它们消化了，然后变成营养。不是说你吃一个面包，它就直接变成血和营养，你要先调出点血来把它消化。本来你夜里没养好，血就不够，然后一大早就把这些鲜血先搁在肠胃上，大脑是不是更缺血了？本身血就这么多，这时候你还着急忙慌上班，血还得分配到腿上去，还得走路，胳膊上再提点东西，血就更不够了，脑子就更昏沉了。而且血本来能下到脚面上，这时候也就到膝盖这儿，所以步履也沉重了。

肚子里没血了，你觉得早饭没消化堵在这儿了，这时候你就更缺血了，而且只要肚子一堵脑子就昏沉，还有点恶心、发蒙。因为油腻的东西必须靠大量的血液才能消化，然后污浊的东西会通过尿排出去。如果血液本身就不够，这些污浊的东西没完全消化，一半会变成赘肉，一半会变成痰浊。稍微吃点肉食容易生痰，就是因为没有充足的血液来消化它，这就是产生了连锁反应。

国家制定节假日的真正目的是什么呢？就是让大家休息的。平常忙于工作，没有时间或是没有机会休息，休息日或是过节的时候就别安排事了，赶紧把身体重新调整一下，养养气血，在肝里边多储存点，有一个好的起点。如果一到休息日就大吃大喝、熬夜、跑出去玩，按照这个惯性一直走下去，气血就越来越少，生出的痰浊、湿浊就越来越多，而且随着人的衰老，精神压力更大了，就会百病丛生。

早上饮食宜清淡，尽量不要吃油腻的食物，细嚼慢咽，少吃一点。有些人边走着路边吃早点，匆匆忙忙。吃东西的时候，血应该在胃里，这时候匆忙地走，血跑四肢去了，再想点问题，血跑大脑去了。而且在这个过程中，好多人没真正在吃早点，就嘴在咀嚼，一边想事一边走路，都不知道吃了什么，吃了多少，就是惯性地吃。这些都是在白白损耗气血，如果老这样恶性循环，人的身体会越来越弱，而且都不知道怎么弱的。有人说自己要减肥，但就边走边吃早点这一个小小的习惯就能让你增肥，因为你的气血不足，把吃的东西加工到一半的时候，没有血了，食物堆在那儿了，就变成赘肉，所以肥胖的人不结实，只是很松，体积大。有些人减肥总是不吃饭或是吃得非常少，这样只是把肌肉减了，实际上体内那些垃圾根本没减掉。失眠多梦、总醒来就会知道吃饭、睡觉等这些事情实际上是一体的，你要想减肥得先睡好觉，要想睡好觉就别耗费太多，周末放两天假，先补补觉。吃饭的时候记住细嚼慢咽，好好品味品味，只有这样食物才能真正被人体消化吸收。

第二章

❤

头部问题关系到
身体一切健康

1 年轻人"秃如其来"，
怎么拯救自己的发型？

本来秃顶常见于上了年纪的人，可是现在越来越多的年轻人出现秃顶现象。有人说是遗传因素，有人说是生活习惯问题，有人说是工作压力的原因，还有人说是环境污染造成的。那么，如何从养生的角度看待脱发和生活习惯之间的关系呢？

以前说到脱发，很多人可能会说，随着身体的衰老，脱发在所难免。但是现在很多年轻人也深受脱发的困扰。很多人为了学习和工作，经常熬夜，再加上压力很大，自然容易脱发。除去遗传因素，头发的滋养主要靠肾。要想头发好，就要把肾养好。《黄帝内经》特别强调："肾者，主蛰，封藏之本，精之处也，其华在发。"意思是说，肾精充足，头发就会比较润泽、黑亮，不容易脱发。

那么，如何把肾养好呢？

血是"粮食"，肾是"种子"；血是脾生出来的，肾出来的是精。脾为仓廪之官，肾为封藏之本。我们的脾胃通过接收食物而补养起来形成后天的气血，随用随补。只有将食物消化吸收，变成血，才能成为供养我们的营养物质。要完成这些，需要两个条件：一是食物必须经由肠道的联合运作；二是夜间的良好睡眠。午夜一点到三点为肝所主。肝藏血，它能把营养物质转化成血储藏起来。如果这时候不睡觉，大脑仍处于兴奋状态，肝就没法完成它的储血工作。吃进肚子的食物没有变成血，而是变成赘肉、杂质，第二天就容易生痰，掉头发，或是出现黑眼圈，这就是损耗精血的表现。至于吃什么东西能补血，需要根据个人体质来谈。比如有人吃完黑芝麻很舒服，有人吃了却觉得特别腻，如果你吃完黑芝麻以后很快能消化吸收掉，说明它适合你，就能补你的气血。牛肉也补血，但如果你吃块牛肉需要耗损掉半斤的血来消化它，那就得不偿失。所以，吃好东西重要，吃对东西更重要。

"肾为封藏之本"，就是说一个人生下来的时候，肾气就在骨髓、脑髓里边封存着，尽量不要调用它。老年人为什么容易出现骨质疏松，就是里面的髓空了，动用到老本。

《黄帝内经》曰："天食人以五气，地食人以五味。"五气由鼻吸入，贮藏于心肺，其气上升，使面部五色明润，声音洪亮。五味入于口中，贮藏于肠胃，经消化吸收，五味精微内注五脏以养五脏之气，脏气和谐而保有生化机能，津液随之生成，神气也就在此基础上自然产生了。

除了要将食物转化成气血，还要睡好觉。为什么强调早睡、睡好？我们平常的呼吸都是胸式呼吸，但是睡眠的时候是腹式呼吸。腹式呼吸一次获得的氧等于胸式呼吸三次获得的氧。如果你已经意识到这一点，平常没事的时候就可以多练一下深呼吸。做深呼吸的时候，一要慢，二是最好闭眼，慢吸慢呼。

大千世界各有不同，每个人的生活习惯也不尽相同。要想发质好、发量多、不脱发，可以从上面说的方法入手。

公园里有人用后背撞树的健身方法可取吗？

用后背撞树或撞墙，可以激发后背的督脉、膀胱经。用身体撞树的人肯定内心对健康的生活怀着某种美好的期待。他们并不一定知道其中的原理，只觉得撞了之后浑身有劲了，舒坦了。督脉管一身之阳气，激发了阳气自然觉得舒服。但如果为撞而撞，觉得大家都说好而勉强自己去撞，就是过犹不及了。不管是用后背撞树还是撞墙，安全第一，适度就好。

2 工作时头蒙、头痛，怎么按摩有效果？

我们在工作的时候，尤其面对强度大的工作的时候，脑袋总是发蒙，甚至出现疼痛，按摩头部哪些穴位能够让人脑袋清醒且不痛呢？

头蒙、头痛的原因很多。有人感冒了会头痛，有人劳累了会头痛，有人着急上火了也会头痛。甚至有人仅仅是看到不顺眼的人或是听到不顺耳的话，也会头痛。头痛作为一个普遍现象，究其原因就是气滞了。《黄帝内经》中说："气行则血行，气滞则血瘀。"意思是体内的气畅通无阻，血液也就能毫无阻碍地流动。如果体内的气无法正常流动，停滞了，那么血液就会淤积，无法运行全身。一有"瘀"就会痛。除了痛，还有疼。"疼"里面有个"冬"，意味着"疼"多发生在寒冷的冬季，也就是说疼通常是外来的寒气所致，而痛是内里气滞血瘀造成的。

要根除头痛并不容易，但我们可以用简单的方法把疼痛感降低。比如受寒了，就赶紧洗个热水澡，冲冲头部、肩膀、后颈，把寒气散出来，头部的不适自然也就缓解了。如果是生气造成的头痛，最简单的办法就是按摩太阳穴。除此之外，还可以按摩风池穴。在脖颈两侧各有一个窝，这个凹陷处就可以找到风池穴，可以多揉一揉。不必担心找不准，只要知道大致的位置，手一按，哪块不舒服，自然就找到了。

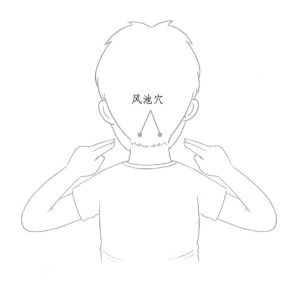

另外，除了穴位按摩缓解头痛外，还可以通过梳头缓解头痛。这里说的"梳头"，不必拿梳子，用手指肚顺着头发从前到后地慢慢梳理，通常只需两三分钟头痛即可缓解。这个方法最好由自己信任又有耐心的人来执行，因为对方温柔的手指梳理，可以消除自己内心的焦虑。心结打开了，头痛自然就得到缓解了。

3 闭目很容易，
但是如何达到闭目养神的效果呢？

大家都知道闭目养神这个词，闭目很容易做到，但是在闭目之后，如何达到养神的效果呢？

有的人睁开眼睛看外边世界嘈杂，闭上眼睛心里更乱，而且不知道闭上眼睛以后，把心安放在何处才能获得安宁。古人对此其实有好多方法，其中一个是意守丹田。丹田有上中下之分，一个是祖窍，在两眉之间；一个是膻中穴；还有一个就是关元穴，在肚脐眼下三寸。

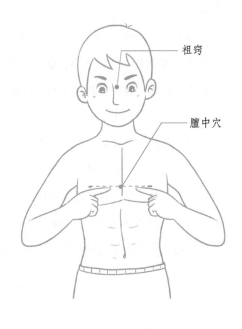

祖窍

膻中穴

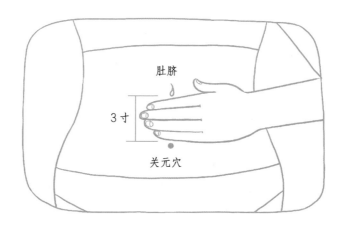

肚脐

3寸

关元穴

之所以说守这些地方，是因为这些地方比较容易聚气，可谓气之源。

《道德经》言："道之为物，惟恍惟惚。"这就是让人守祖窍。守祖窍主要就是"孔德之容，惟道是从"。就是说我们必须超越现有的思维能量，才能获得真正的大能量。就好像身体病了，你用你现有的能量修复不了，必须得用比它高一点的能量级来修复它，才能复原。所以闭目养神，就是让你的能量级得到提升。

闭目的时候要想安神，就把心态放在呼吸的感觉上，慢慢地吸气，再慢慢地呼气。这个动作不能太用力，越用力越滞塞，越不容易吸进去。所以做这个动作的时候，一定要心情愉悦，放平心态。一呼一吸，实乃人生之道。学会闭目养神，一种美好的感觉就会油然而生。

4　偏头痛可以通过按摩哪些经络和穴位得到缓解？

> 我经常偏头痛，受不了这种折磨，也吃了不少的药物，但是收效甚微。请问偏头痛可以通过按摩哪些经络和穴位得到缓解呢？

偏头痛由胆经和三焦经所主，背后的原因之一还是跟气郁有关，就是有不平、郁结之气，所以需要疏散胆经和三焦经。最好先疏散三焦经，因为三焦经治气所生病，它是沿着耳朵后面转一圈，从肩膀下来到胳膊肘后边这一块。

三焦经被堵着的人经常气郁，心里自然不痛快。怎么用简单的方法疏通一下呢？一是拿手指肚顺着耳朵边一周捋一捋，找到最痛的点，耳垂后边有一个穴位叫翳风穴，要点一点。还有两个穴位特别重要，就是胳膊肘后边的天井穴，再往上面一点的清冷渊穴，按摩这两个穴位能让人心里变得痛快。

南方小院往往会修一口天井，当心情不好的时候，从天井向上一望，可以看到星空，就觉得心里特别敞亮。偶尔一轮明月照到天井上来，心里也觉得很舒坦。

我们身体上的天井穴也有南方小院天井的效果。头痛时，用拳头敲一敲天井穴，就觉得舒服不少，如果在敲击的时候感觉特别痛，那么就揉揉再敲敲，这个就是散气了，心情也好了，头也不痛了。

如果晚上十点左右，头痛得厉害，难以入睡，心情烦躁，可以按按清冷渊穴。天井穴上面有个清冷渊穴，听这个名字很清凉，按摩这个穴位能够让你很快冷静下来，心情也舒畅不少，甚至有一种在清凉的水池子边纳凉的感觉，可见这个穴位名副其实了。

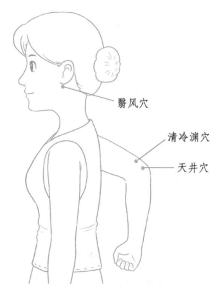

翳风穴

清冷渊穴

天井穴

用拳头敲天井穴，再敲敲清冷渊穴，反正都在胳膊上，没有什么找不准的，不用拿尺子去量这些穴位，这些穴位你一敲，自己就有反应。这些穴位正需要你去调理它们，所以不会隐藏在深处，你只要一敲打，它们就迫不及待地应和你了。

5 早晨梳头时经常头晕，怎么回事？

我有一头乌黑亮丽的头发，每天早晨都想梳理得整整齐齐，可是我在梳头的时候总感觉头晕，这是怎么回事？是我气血不足导致的吗？

梳头可以帮助我们把血液调到头上来。前面我们说过，哪里有血液，哪里就是气血旺盛的地方，哪里就健康。但身体的血液总量就那么多，肝不藏血，你硬是调肝血，调到头上来，给其他脏腑供应的血少了，就会导致头晕。

说到自己的身体，大家关注局部的时候比较多，比如说就想头发好，就想脸好，但是你得考虑到你局部好的前提条件是整体得足，整体足你才能有东西可调。比如说头发，"精生气，气生血，发为血之余"，血气足了，头发自然好，但是血气不足，你硬往头上调，也是调不过来的。而且调完以后其他脏腑就会亏血，可能造成头晕或是身体的某些地方不舒服。

如果梳头都能感觉到头晕，一种情况是气血确实不足；另一种情况是梳头以后气血上来了，但是体内浊气比较多，所以造成头晕。第二种情况中的晕会让人感觉到闷胀，就是把浊气给梳上来了。这时候先推腹，打打嗝，把浊气放完了以后再梳头，就不会出现梳头头晕的情况了。

梳头会让白发变成黑发吗？

有句话叫"功到自然成"，发为血之余，经常梳理头发，气血自然会被引到头上。头上的营养越来越充沛，完全有可能出现头发由白变黑的情况。但这有个前提条件，就是一定要持之以恒。三天打鱼两天晒网，什么事也做不成。

所以，如果你有白头发，除了饮食调理、保证睡眠之外，不妨也试试梳头法，也许会有不错的效果。

6 坐飞机或坐火车时，
　　耳膜疼痛如针扎，怎么回事？

有的人坐飞机、火车，甚至地铁时，会觉得耳膜突然鼓起来，而且非常疼，像针扎一样，这是哪里出现问题了，如何调理？

出现上述问题，追根究底，是肺气和肾气不足的表现。《黄帝内经》中指出："心开窍于舌、脾开窍于口、肺开窍于鼻、肝开窍于目、肾开窍于耳。"五脏的精气分别通达七窍。一坐飞机或火车就觉得耳朵不舒服，说明肾不好了。所以平常应该多补补肾。补肾就是补腰，经常艾灸一下后腰，或者练练腰，这些都是有利于强肾的。

肺气怎么补呢？慢跑。补肺气，就要多跑步，多深呼吸。另外，平常还可以把手上的大鱼际部位搓热，捋鼻翼，这样不但可以养护肺，还能通鼻窍。

如此一来，不管是坐飞机还是坐火车都能通体顺畅，不再耳鸣耳痛了。

7 小孩眼睛近视，
该怎么进行调理缓解呢？

现在近视的小孩越来越多，虽然可以通过做矫正手术来改善视力，但小孩子的眼睛还在发育中，并不适合手术治疗。能不能通过按摩一些穴位或者用一些其他的调理方法缓解或者改善小孩近视的状况呢？

如果孩子非常小的时候就近视了，首先是跟遗传有关系，其次可能是电子屏幕看多了。要想保护眼睛，最好的方法是做眼保健操。有人说，眼保健操一直坚持做，可是作用好像不大。其实并不是眼保健操没有用，而是没有正确地按摩穴位。很多孩子对做眼保健操抱着应付的心态，根本没有好好地按摩相应的穴位。眼保健操的穴位都是经过精挑细选的，对眼睛是可以起到保护作用的。

但是我也得说一下，眼睛的能量来源于肝，"肝受血而能视"。肝血充足，眼睛就好。

睡眠是最好的调肝方法，肝怕郁，郁则怒，怒则怨。现在的学生学习压力都很大，被老师或是家长责骂又不好发泄出来，就容

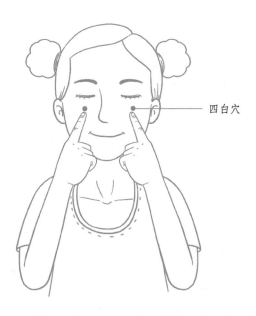

四白穴

易淤积在心，这就会伤肝。肝脏又是主情的，情志总是难以得到抒发，不但会损伤眼睛，也会损伤头发。因此，不管是从保护视力上来说，还是从养护头发、安抚情绪上来说，都应该养好肝。

俗话说闭目养神。如果小孩的眼睛总是处于紧张状态，得不到适时的休息，再好的眼睛也会熬坏。从保护视力的角度来说，每隔十五分钟或是半小时，闭目养神五分钟就是最好的方法，简单有效。闭着眼睛什么都不想，同时做一下深呼吸，把神定下来，气血自然就不外散了。气血不外散，眼睛就不会酸涩或是布满血丝了，也不会流眼泪了。

眼保健操的原理，就是按摩穴位给眼睛供血。比如说四白穴从胃经供血，风池穴从胆经供血，眼睛得到养护，自然就不容易近视了。所以，大家有空或是觉得眼睛疲劳的时候，不妨多做一做眼保健操。

8　口气很重，与人交流很尴尬，请问怎么缓解？

有些人并非不讲卫生，但说话的时候口气依然很重，在社交中很尴尬，从中医的角度有什么缓解的办法吗？

导致口气产生的原因有好多种，有牙龈的问题，有胃的问题，还有心血管的问题。我们人体有一个穴位，就是手腕上距离内关穴很近的大陵穴，出现口气重的情况时，可以按摩它来调理。

大陵穴位于腕掌横纹的中点处。一涉及陵就跟脾有关系，脾主土，大陵穴跟脾胃相通，帮助食物向下走。大陵穴本来是心包经上的穴位，经常按摩可以防治心血管等问题，就是说血管有点堵，造成口气重，可以揉大陵穴。一揉大陵穴，心脏的血液源源不断地传送到胃，帮助消化，缓解口气重的问题。

当然口气很重的不仅是成年人，现在很多小孩的口气也很重。那么，针对小孩的这种情况该怎么办呢？

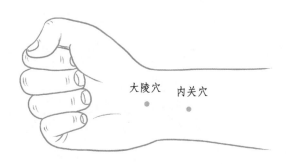

大陵穴　　内关穴

　　现在的孩子吃的东西比较杂，尤其是饮料、甜食，这些东西本身就有味儿，再和肉食的味儿混杂在一起，嘴里有味儿是很正常的现象。

　　要解决小孩口气的问题，可以经常给孩子做一下推腹。把手心先搓热，然后在肚脐眼以上，顺时针地揉一揉孩子的肚子。这个揉的过程也是父母和孩子交流感情的过程。孩子的肚子得到抚慰，胃部也得到缓解，孩子心里放松了，胃也就不痉挛了。推腹有利于孩子的消化吸收。消化好了，口气重的问题也就自然而然解决了。

9 脑子迷迷糊糊，
怎么能够让自己的脑子变得灵光一些？

我总感觉脑子里面迷迷糊糊的，尤其在考试或者回答老师问题的时候，总感觉比别人慢半拍，好像自己脑子不好使，那么，请问有什么办法能让我的脑子变得灵光一些呢？

这个问题很有意思，也很模糊。这位学生应该是希望借助一些方法提升记忆力，好让自己从容地面对学习上面的压力。其实，没有什么所谓的脑子好使不好使，关键看你自己对一件事情的感兴趣程度。

如果你对某件事非常感兴趣，愿意投入进去，脑子就好使。另外，如果你能对某件事保持专注力，脑子也好使。如果两者不占其一，那换成谁的脑子都不好使。

从养生的角度来讲，想让自己心灵手巧，平常可以多揉揉心经，以疏通气血。心经的起点穴位极泉穴在胳肢窝这块。如果揉的时候有点酸，说明血气不足。有时候不酸，但是很胀，说明浊气多。这时候我们可以跑跑步，一出汗，浊气散了，脑子就清醒了。

再则，也可以推肚子，打出嗝。以上这些方法都可以使脑子更加清醒。

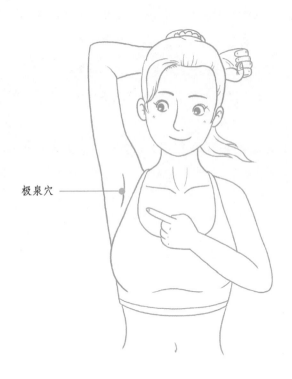

极泉穴

老打嗝怎么回事？

实际上，打嗝是一种人体自我修复的方式。人之所以会打嗝，说明浊气在身体的脏腑里存积下来，变成了气滞，影响到了五脏六腑的功能。接连不断地打嗝，说明进的气比排的气还多，总排不干净就会导致打嗝停不下来。这时候不妨揉一揉脾经，不见得每个穴位都使劲揉，顺着整条经捋着慢慢揉，慢慢就不打嗝了。简单来说，就是没事多揉揉腹。

需要说明的是，这是个慢性问题，不能着急，也不能太粗莽，慢慢来肯定有效果。

10　太阳穴痛的时候，
　　　该怎么调理效果最佳？

　　我经常遇到这种情况，正在干着某件事情，突然太阳穴如针扎一般疼痛，我就会对太阳穴进行按摩，以此来缓解疼痛，到底怎么调理才能够达到最佳的效果呢？

　　太阳穴痛其实就是穴位自发的疼痛，好多人都有过这个情况。比如我们揉胃经的足三里，你一揉它，胃痛就缓解了。如果有人说我足三里穴这里痛，从某种角度来说，除了这个穴位确实有问题之外，其对应的肠胃也有问题。

　　太阳穴痛，就是你所有的气血痛点都集中在这一块儿。要想缓解疼痛，你首先要懂得

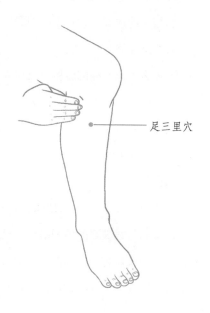

足三里穴

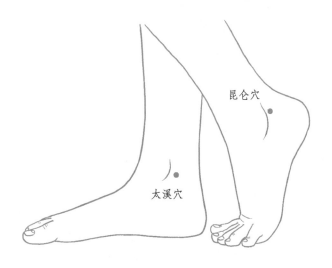

昆仑穴

太溪穴

自行按摩太阳穴，自己帮自己解决问题效果是最快的。所谓远水不解近渴就是这个道理。再说痛并不见得就是坏事。痛有时候是一个正邪相争的过程，就是正气把邪气赶走，好血液把瘀血通出去，这个通的过程就会产生痛。

那么太阳穴痛的时候，还揉太阳穴吗？可以适度揉一揉。揉的时候，可以包含两个动作，分别是按和摸。按是按住不动，摸就是来回揉。有时候你对按摩有抵触，越按心里越烦躁。有时按一个地方不动，10秒钟再松一下手，闭着眼睛深吸气再按一下，反而能让自己镇静下来。

还有一个穴位可以按摩，它就是昆仑穴。昆仑穴位于外踝后方，外踝与跟腱之间的凹陷处。昆仑的意思就是头顶，头顶像山一样，这叫头痛脚治。所以，太阳穴痛的时候，除了用大拇指按摩太阳穴，还有一个方法就是揉昆仑穴，这就是上病下治。

11 头发干枯、发黄
是气血不足造成的吗？

很多人很爱美，却长着一头干枯、发黄的头发，如蒿草一般，苦恼不已。有人说这是因为头部供血不足，能否从健康养生的角度来给出解决的办法呢？

其实，头发干枯、发黄就是供血不足导致的。要想改善供血问题，就要哪里供血不足把新鲜的血液往哪里调动。比如预防衰老就得把上半身的血液输送到脚底下去，让血液进行一个大循环。比如老是头晕，就把身上的血液分一部分给头，给头部供氧。经络血脉都是相通的，比如督脉就会从后背把新鲜血液能量输送到头部。

当然，如果要想头部气血很足，这里讲一个简单的动作，就是叩首，也叫磕头。

磕头除了能够表达我们的敬意之情之外，还能够让我们静心。磕头不仅磕的是头，关键是我们磕头的时候要跪下，这是我经常提到的跪膝法，它的作用是巨大的。比如，跪膝法有利于减肥、防止膝盖疼痛、膝盖积水，对腰痛、脱发等都有良好的效果。

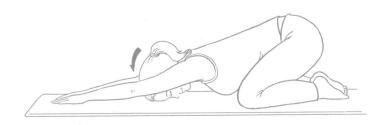

　　我们磕头的时候，不仅心正了，身体也正了，气顺了，各方面都正常了。磕头除了能引血上行，也是调养生息的好方法。通过磕头将气血引到头部，给头部提供更加充足的血液，不仅可以让大脑变得聪明伶俐，而且还能够给头发提供充足的气血，使得头发乌黑发亮、不分叉。那些发质不好的人，我建议不妨采取这种方法来改善自己的发质。

12 当鼻子不通畅的时候，
　　该怎么进行调整？

我的身体一切正常，可是不知为什么经常出现鼻塞，呼吸不是很顺畅的情况，请问有什么好的调整办法吗？

　　这里有一个方法可以使鼻子即时通畅，那就是学蟾蜍走道。具体操作步骤就是，首先蹲下来，双手手掌着地，支撑身体重量，随即向左前方抬起左脚，然后向右前方抬起右脚，最后，向前移动手掌……这个动作看似简单，但是真正有鼻炎或者鼻子不通畅的人做起来还挺费劲的，但只要坚持做几次，每次能够前行十多米，就会发觉后脊发热，头上冒汗，鼻腔不知不觉间也通了。

　　除此之外，还有一个简单的方法：左鼻孔不通，抬左脚；右鼻孔不通，抬右脚。只需一两分钟，鼻子就通了。如果情况较为严重，但感觉差那么一点点就通了，那么可以把大鱼际搓热，搓热以后用大鱼际捋捋鼻翼，这样也会有不错的效果，因为大鱼际通肺。搓热大鱼际、捋捋鼻翼，同时做抬脚的动作，鼻窍马上就会通，这是屡试不爽的妙招。

第三章

五脏健康的
基础调理策略

1 工作的过程中出现心慌心悸，
怎么办？

有的人在工作的过程中突然感到心慌心悸，身边又没有药，担心自己会突然死掉。出现这种情况有没有什么急救办法呢？

生活中很多人都出现过心慌心悸的情况，比如去面试，或者考试的时候。这时候可以试着按摩穴位来缓解心慌心悸的症状。穴位和五脏相通，穴位传导是最快的。穴位在表面，五脏在里面，两者通过经络相通。打比方说，五脏就像风筝，经络就像风筝线，穴位就像拿在手里的风筝轴。

具体的操作方法就是，心慌的时候直接用大拇指揉掌心。揉左手掌心效果更明显、更快，因为左边离心脏更近。但是从经络来讲，两边都可以。再则是按揉内劳宫穴，这个穴位专门缓解心血管不适。按内劳宫穴的时候，把指甲剪平了，把拇指竖起来点揉，先点再揉。慢慢你会有酸麻、胀痛的感觉，掌心与心脏相通，越酸痛症状缓解得越快。

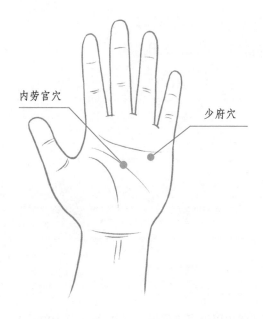

内劳宫穴

少府穴

　　以手握拳，小指指尖触到的地方叫少府穴。它是心脏的房子，连通着心脏。心慌的时候，不妨多揉揉少府穴，也可以内劳宫穴和少府穴轮番交替揉。

2 我们知道养肾很重要，
那到底该如何养肾呢？

很多人说到补肾的时候就知道吃药，那么除了药物之外，还有哪些更好的、拿来即用的补肾方法呢？

传统文化中以道家文化最讲究养生。《黄帝内经》中有这样一句话："阳气者，若天与日，失其所，则折寿而不彰。"意思是说，人身上的阳气，就像天上的太阳一样重要，假如阳气不能运行并发挥其重要作用，生命机能会暗弱不足，人就会减损寿命，严重的甚至会死亡。阳气是从肾精里发出来的，所以人要不失其所就得保持肾的阳气充足。

肾所藏生殖之精，肾就像人的"种子"之源，"种子"没了，生命就不能生生不息，即便你吃再多的肉，补再多的粮食，早晚也会坐吃山空。我们经常说养肾，那么首先就是一定要把"种子"保存好。如果你在年轻的时候就把"种子"挥霍了，老了怎么办呢？所以补肾就是补我们的老本。

那么，如何养肾呢？

首先，要养精保肾。《黄帝内经》指出："精者，生之本也。"精气是构成人体的基本物质。精气越足我们的身体越健康，反之我们的身体就越虚弱。性生活毫无节制，精气流失太多，必定折损我们的健康和生命。

其次，饮食补给肾之元气。如果是肾阴虚则在饮食中多吃海参粥、地黄粥、枸杞粥等；如果是肾阳虚可多吃羊肉粥、鹿肾粥、韭菜粥等。我经常讲到"冬藏"，冬季是养肾的好时节，可以多吃点核桃、枸杞、羊肉、黑芝麻、龙眼肉等，这些东西都对补肾有良好的效果。

最后，坚持锻炼，强身健体。我们都知道锻炼身体可以舒筋活络、畅通血脉、增强自身抵抗力。其实，人体运动由肝肾支配，才使得关节和筋骨运动自如。反之，如果我们的关节和筋骨运动不协调，会让我们的肝肾受损。因此，我们可以打一打太极，也可以慢跑、散步。当然，只有长期坚持锻炼，才能够让我们的体魄更加健康。

3 胃痛胃胀反复出现，怎么缓解？

我们很多人因为工作原因，吃饭不规律，或是经常生气、发怒，导致反复胃痛、胃胀，被折磨得很难受，请问有什么缓解的办法吗？

要缓解胃痛、胃胀，首先要弄明白其中的缘由，比如什么时候胃会胀？气有余就胀痛。而胃遇寒，也会痛。寒凝血滞，故而有瘀血就痛，不通则痛。因此，要判断胃胀痛是因寒而起，还是因气结而起，才好对症下药。如果因寒气攻身而起，就进行艾灸，或是用热水袋温暖胃，忌食寒凉的东西，慢慢养一段时间，胃一暖和，浊气一散，胃就自愈了。如果因为气结而引起的胀痛，只需让自己打嗝或者放屁就好了。

另外，经常胃痛的人，尤其懂得穴位的，也可以通过揉足三里来缓解不适。如果揉了一会儿，胀痛没有改善，说明这个疼痛不是因为肠胃引起的，而可能是气结所致。这时候就需要揉后背胃俞穴，这个位置直通肝经。揉后背胃俞穴，肝气一化解，胃也就没压力了，自然就不疼了。

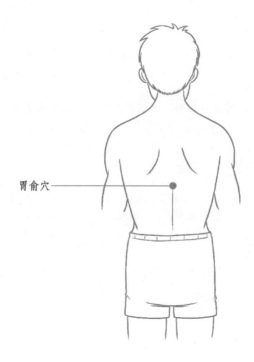

胃俞穴

中医讲舌苔能够
反映一个人五脏六腑的状态，是真的吗？

《黄帝内经》中说："诸病于内，必形于外。"意思是如果人体的脏腑有病，必然会在外部表现出来。比如，肾气足者听力好，肾经亏损则耳鸣，听力下降。肝血不旺者，或视物不明，或迎风流泪；肝火旺盛者，眼睛干涩。肺有燥热者，鼻窍不通，鼻孔干涩。脾失和者，嘴唇干燥。中医研究通过人体的外在症状，判断内在的问题。

所以说，舌苔能看出一个人五脏六腑的状态是有一定的道理的。

4 悲伤会伤心，开心也会伤心，是真的吗？

中医认为，不同的情绪对应着不同的脏腑，悲伤会伤心，开心也会伤心，这是真的吗？

的确，当开心过度的时候也会伤心。

悲伤，大家很容易理解，就是忧伤，不开心，导致伤心大家自然理解。可是，为什么开心的时候也容易伤心呢？这是因为人在极度高兴的时候，心气容易耗散，然后变得心浮气躁，而不能集中精力去做事，最终导致伤心。

所以，凡事都要适可而止。如果因为你身边发生了一件令你非常高兴的事，导致你几天几夜兴奋得睡不着觉，那就过了。所有的东西过则伤，不过则养。凡事都能心平气和地面对，自然气缓而不会伤心了。

5 怎么预防心脏病，
才能达到治未病的效果？

很多疾病在发病的初期都是小病，可是由于疏于预防，没有及时进行治疗，导致小病变大病，最终到了不可挽回的地步。那么，怎么预防心脏病，才能达到治未病的效果呢？

《黄帝内经》特别强调必须在没病的时候预防，里面讲道："病已成而后药之，乱已成而后治之，譬犹渴而穿井，斗而铸锥，不亦晚乎？"意思是说，病了以后再吃药，乱了以后再治理，就像渴了再掘井，要打仗才造兵器，不是太晚了吗？也就是说要防微杜渐，不要等祸患酿成再治理。所以平时就要好好保养心脏，等到心脏血管全部堵死了，那就属于病入膏肓了。

"膏肓"也指穴位，就在后背上。厥阴俞的旁边有两个穴位，左边一个，右边一个，这两个穴位就是膏肓穴。如果心脏堵了病入"膏肓"了，就没办法了。

因此，我们每年都需要进行一两次体检，注意心脏的养护，预防心脏疾病的发生，心脏稍有不舒服就要进行治疗，这个时候的治疗相对成本是最低的。心脏病的初期主要是气滞所致的血瘀，只要想办法不让气滞，就不可能引发心脏病。此刻，最好的办法就是多揉、多敲打膻中穴，让气散，不让气滞。

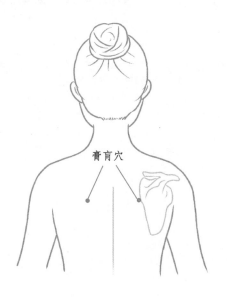

膏肓穴

很多人平时不注意心脏养护，出现心梗的时候着急了，此刻后悔晚矣，只能通过心脏按压进行心肺复苏争取生命。心脏按压需要懂得力度的大小，如果力度太大，容易出现肋骨折断；如果力度太小，难以达到抢救的效果。与其这样，不如平时就以适中的力度对膻中穴敲敲打打，给气滞不留任何可乘之机。

我们在栽树的时候在周围做几个支架，防止其长歪。如果没有支架，树已经长歪了，再想让它挺拔生长就得费很大的功夫。

同样，人也是这样。千万不要等到病入膏肓的时候才想起去急救，一定要有一个正确的养生观，提前预防，提前治疗，千万别等到问题出现了再想到去治疗，那个时候即便有办法治疗，也得付出巨大的代价。与其这样，不如在疾病刚发生的时候就进行调理，将其消灭在萌芽之中。这样痛苦才会少一点，健康才会多一点。

6 良好的情绪，
才是养心最好的办法

我们经常听到心平气和这个词，就是无论发生什么事情都要保持内心的平和。可是每当我们遇到一些棘手的问题时，很容易情绪爆发。这样不仅伤害别人，同时也伤害自己。那么怎么通过控制自己的情绪，将自己的心养护得更加平和一些呢？

《黄帝内经》中提到四气调神，强调以神为主。而且在四气调养过程当中，主要强调的是情志的调养，也就是说把你的情绪管理好，才能拥有良好的心态，这个才是四气主要的养生之道。

如何通过调神，达到养心的效果呢？

其实，很简单。

如果神志调养好了，你吃什么东西都很香甜。

《黄帝内经》中有一句话叫"美其食，任其服，乐其俗"。"美其食"，我并不追求这个东西的色香味，因为我有胃口，有食欲，吃什么东西都香；"任其服"，我穿什么衣服都觉得好，因为我并不觉得衣着非得华丽，只要穿在身上舒适就好；"乐其俗"，我到哪儿都能入乡随俗，跟谁都合得来，没有什么障碍。

这个境界看似很高，实际上只是普通百姓的普通心态，很朴实。但对现在的很多人来说，很难达到。不过拥有这种心态的人，是幸福的、幸运的。而且你给我什么吃的，我都没觉得是轻视我，你给我个窝头，我吃了也很香。如果有胃口的话，吃糠甜如蜜。如果没有胃口，即便你吃的都是山珍海味，也觉得都不好吃了。没有胃口，这时候需要添加点刺激的东西，要不你就吃不下去了。但是怎样才能有胃口呢？心情好，心满意足，这时候你就能吃了。当你心情不好，吃什么也吃不下去，什么也都变成不了营养。

我们要想养心必须先从把控自己的情绪开始。情绪虽然是自己的，但也经常受到他人的影响。所以，我们向内不要过于苛责自己，懂得努力，同时也要明白努力也有可能没有结果；向外我们没有必要让别人对自己一直那么好，也没有必要要求他人十全十美，要有来之则惜之、去之则放之的心态。当我们心态好了，情绪自然好了，情绪好才是养心最好的办法。

7 心包经和心经是不是一回事呢?

我们经常听到心包经和心经,它们是一回事吗?

很多人对心包经有疑问,五脏六腑怎么还多出一心包经来,不明白心包经和心经的区别。实际上,心包经管心血管,心经管心脏。两者都能起到保护心脏的作用。

心脏中有血脉,血脉里边有血、有脉,还有神志,所以是心经所主。一个人出现神魂颠倒、神志不清的症状,主要是心经问题。也就是说,心经除了心脏以外,还和神志等有关系;心血管的问题由心包经负责。

心包经和心经挨着,它们俩挨着的地方就是两者共同所主的地带。

心脏在左侧,时常按摩心包经对于心脏方面的问题有效。但这个因人而异,有的人心脏有问题,但总是右边疼,有时反射在后背右肩膀,或者正好对应心脏的后边,后背疼跟心脏有关系。

这跟挠痒也一样,先是一个地方痒,挠了之后发现另外一个地

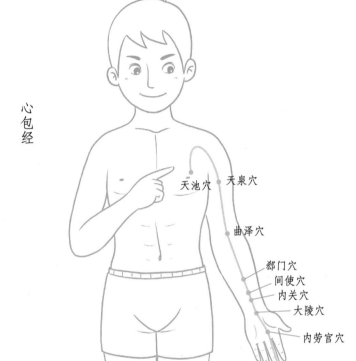

心包经

天池穴　天泉穴

曲泽穴

郗门穴
间使穴
内关穴
大陵穴

内劳宫穴

中冲穴

方也跟着痒起来，虽然有些时候距离还挺远，但顺着经络捋下去，发现都在一根经络上。

　　对于心经和心包经，我们也不一定非要知道它的医学原理，怎么来的，跟哪条经络相通等。我们把这些对自己有用的经络知识收集起来，慢慢地对经络就有了切身的感受。这时候我们再谈经络就不仅是书本上的东西了，而是我们自身的东西。有人肝火旺，有人

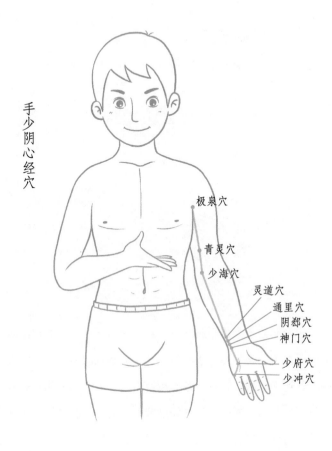

手少阴心经穴

极泉穴
青灵穴
少海穴
灵道穴
通里穴
阴郄穴
神门穴
少府穴
少冲穴

肾气不足，肝火旺容易发怒，肾气不足容易恐惧。什么样的人用什么样的方法，什么样的人用什么样的工具。有的人可能知道的几个穴位一辈子都用不上，但有的人就是老用这些穴位，还特别有用。

8 如何拍打心包经
才能达到养心的效果？

心包经的具体位置在哪里？怎么拍打才能达到最佳的养心效果？

心包经起始于人体心脏之中，自心脏出来后一条心包经向下通过膈肌后连于小肠。另一条心包经分支从心脏向上行走，沿着食道两侧上行连于眼睛。还有一条心包经直行主干经络又从心脏周围组织上行到达肺部，再向下斜出经过腋下后沿着上肢内侧后缘到达手肘。再沿前臂内侧后缘，到手掌后豆骨突起处进入掌后，沿小指桡侧到达末端。

心包经怎么拍打效果最佳？这真是因人而异，有的人愿意拍狠点，疼了才觉得有效。按摩也一样，比如找人给你按摩，要是一点儿都不疼，估计你会觉得按摩师不行，不会按。有的人希望手重一点，但有的人希望手轻一点。有人担心拍打过了，其实不会的，除非自己对自己下死手，毕竟这样的人还是极少的，再说稍微拍重点也有不错的效果。

9 为什么说爱生气的人
容易伤肝呢？

肝火旺，容易生气，中医认为怒伤肝，那么，针对脾气火暴的人该怎么去养肝、护肝呢？

中医认为，在五脏之中，肝属木，喜条达，主疏泄。"怒伤肝""怒则气上"，指的是大怒导致肝气过旺，对人体健康肯定是不利的。如果一个人长期处于抑郁状态，那么他体内的气机就得不到宣泄，气机运转就不通畅，肝气不得疏泄，就会对肝造成很大的危害，这些人常常表现为胸闷不舒，甚至斜肌部疼痛。

我们知道肺属于五脏之一。肺为气之本，它管着人一身的气。气管着肝，给肝派活儿。肝强者，工作能力很强，好像浑身有使不完的劲。肝弱者，不仅没有力气干活，关键是容易生气，爱生气。我们身边经常有这样的人，鸡毛蒜皮的小事，在他的眼里就是天大的事情，吵得不可开交。绝大多数人认为这个人的性格有问题，其实不仅如此，他还是一个肝弱者。

肝的能量本身就是干活的，结果脾来干了。脾是"仓廪之官"，相当一支军队里面的"军需官"，主要负责后勤。"打仗"本该是肝的职责，现在让脾干了，肝就会生出"怨恨"。所以，最正确的做法应该是"各从其欲，皆得所愿"。适合肝干的活，肝就干；不适合肝干的活，最好就不干。

很多人肝气不足，有怨气发不出来，就变成郁结，最终抑郁。抑郁分为两部分，一个是抑，压制；一个是郁，自我生成的郁。来自外界的东西太多，承受不住就容易抑郁。

那么，我们在日常生活中该怎样去养肝护肝呢？

第一，想办法跳出生气的场景，让自己保持愉悦的心情。如果我们与某个人立刻要爆发争吵，不妨先离开这个人，走出去，看看白云，看看山水，让自己心情好起来。

第二，在饮食方面尽量保持清淡。少吃一些油腻、辛辣类食物，以及海鲜，这些食物容易导致身体湿气加重，造成肝气不通畅，还容易造成消化道不适等问题。

第三，戒烟戒酒。肝虽然能够解毒，但是如果过量饮酒容易导致肝中毒，最终受害的还是自己的肝；烟也是如此，大量的尼古丁导致肝中毒，影响肝脏的新陈代谢。

第四，持续进行适当的运动。强健的身体离不开锻炼，但是锻炼一是强度要适中，运动量过大对身体肯定无益处，二是要持续运动，三天打鱼两天晒网般的锻炼对强健体魄没有多大作用，身体强健了自然对养肝、护肝有着积极的意义。

第五，保证充足的睡眠。晚上十一点到午夜两三点是肝脏排毒的重要时间。如果在这个时间段内我们保持睡眠状态，肯定对肝大有好处，如果我们此刻还在刷手机，肯定会影响肝的排毒。另外，我们最好每天能够保证6~8小时的睡眠，这样不仅养护了肝，而且能够保证我们第二天精力充沛。

脾和肾都是管藏，
两者有什么不同呢？

脾藏的是"粮食"，肾藏的是"种子"，这就是二者的区别。藏最根本的脏腑是肾，肾天生就是想将自己做强，做强就是想让自己进一步强大起来，想出人头地，所以肾藏了很多生命之源。简单来说，脾是应急的，肾是生生不息的。

我们平常靠脾胃来吸收的东西，都是临时的，吸收完营养，随着大小便就出去了。如果你有多余的"能量"，需要封藏起来，细水长流，只能依靠肾出马了。

10　体检很正常，但是偶尔心痛如针扎，怎么回事？

在体检的时候身体各方面指标都很正常，但是有时候突然间心痛得如针扎一样，过了两三秒之后就好了。这是怎么回事呢？

人体的病痛，很多都是积少成多。如针扎一样的突然心痛，有的人可能只发作一次，有的人一两年发作一次，后面甚至发展到半年发作一次，每个人发作时间不确定。这就是给我们身体的一个提醒，说明我们的身体出现了某种问题，这种问题去医院检查却不一定能检查出来。

很多病痛平时不发作的时候，我们整个人看起来很正常，但如果发作了，会有生命危险。这种病不管是年轻人还是中老年人都有可能得，它属于危而不重，意思就是很危险但表现得不严重。比如一个年轻人，看着生龙活虎、身强力壮的，可能突然就猝死了。还有一种就是慢性病，长期吃药，身体越来越弱了，但是不至于马上让人有生命危险，叫重而不危。年轻人其实最应该担心的就是危而不重的病，因为你不知道它什么时候发病，而且有时候急救都来不及。所以，对于身体给我们发出的一些警示，我们一定要提高警惕，及时给予治疗。

如果心脏有刺痛的感觉，那应该是里面有瘀血了。瘀血是气滞积累的结果。气停在这儿，过不去了，导致了气滞。血管一收缩，血液流通不畅，就跟要结冰似的，造成血瘀，就会造成痛。还有一种情况就是心脏受寒了，血管堵了，心脏就会疼痛，叫寒凝血滞。这两种疼痛都是心脏血管堵塞的表现。

这两种心脏血管堵塞早期还都有一些其他症状，比如心口特别堵闷，用手拍两下胸口，一拍一震动，打两个嗝马上就好了。实际上，这种情况就属于气滞导致血瘀，血瘀导致疼痛，是心血管堵塞的表现。

你别小瞧每天敲胸口这两下，关键时刻能救命。因为这里有个膻中穴，就是心肺复苏按压的那个点，也是疏通心血管堵塞的一个重要穴位。

心慌、心脏刺痛或者是感觉扯得疼时，有个特别好的办法，就是刮膻中，包括心包经。心包经上面有好多穴位，像内关穴、曲泽穴等，你就用大拇指挨个点按，看哪儿疼。离穴不离经，这些穴位都在心包经上，都能修复心血管。

屋子三天不住，只要有风，就会落满灰尘，这是自然现象。人的身体也一样，总会有些东西附在血管上或者其他地方，及时疏通，人就不容易得心梗。

11　为什么说过度思虑会伤及胆呢？

当一个人思虑重重，难以找到化解所思问题的办法时，就容易伤及胆。那么该怎么调理呢？

脾主思，胆主决断。你要是光思虑，不决断，就会郁结在胆，胆不通畅，就会堵塞。所以胆发生问题跟人不能决断有关系。你想100件事，可能最后决断了5件事，剩下的事会郁结在那儿，汇成思则气结。我们说气滞则血瘀，要看其结在哪儿，结在脾上就会生湿，结在胆道上就会形成结石或者胆囊炎。

五脏六腑都有各自的情绪，比如说，心主喜，肾主恐，肝主怒，脾主思，肺主悲。有的人说忧伤、悲伤都是肺所主，只要不过度就不会有伤。但是谁来控制不过度呢？胆为"中正之官，决断出焉"，由它来决断。"中正之官"，这个名字就很好，事情就是由胆去裁决。如果任由这些情绪消耗五脏六腑，就会把气源耗散光了。如果事情总不决断，就会纠缠不清，会耗散大量的精力气血，人也会生出百病来。所以，人一定要及时决断，而决断主要靠胆。

古人说，"人无百岁寿，常怀千岁忧"，有的时候思虑的这个事真的超出胆的能力了。比如说职场新人想升职，或者说商人想增加特别多的收入，一超出自己的能力范围，就陷在里面出不来了。"知止不殆"，知道停止了就不会遇到危险，要量力而行之。你力量没那么大，你就不要承担那么大的重量。有多大能量就负多大的责任、揽多大的事。

12 脾胃虚爱生病，
该怎么调理脾胃？

有的人总爱生病，一检查就是脾胃虚。那么，该如何补救呢？

脾胃虚的说法，几乎放在每个人身上都适用。比如食欲不振，吃完东西不消化，容易腹泻，吃完了不长肉，或者吃完了变肥胖等都可以归结为脾胃虚。实际上，我们并不用管脾胃是怎么虚的，我们让脾胃壮实起来就行。

怎么让脾胃壮实起来呢？

第一，要明确脾胃最需要的是温暖，这就要求我们少吃寒凉的东西。此外还要少吃油腻、甜的东西。甜食吃多了影响食欲，影响消化，而且还容易生痰。避免各种刺激性食物，如烈性酒、浓咖啡、生蒜、芥末等。如果有的人胃酸过多，则可多用牛奶、豆浆或带碱的馒头干中和胃酸。

第二，保养脾胃可以多揉揉肚子，尤其是对小孩。家长可以把手搓热了，给小孩揉腹。揉一揉，孩子会觉得很舒服。揉腹的时候不用使劲，只要在孩子的肚脐眼附近每天揉个两三分钟就行了。这个动作还能平复孩子内心的紧张。比如孩子学习压力大了，情绪不好了，莫名害怕或是恐惧，都可以用这个方法安抚。

第三，养成良好的生活习惯。调理脾胃虚最有效的方法是改掉日常生活中已经养成的那些不好的习惯。按时作息不要熬夜，也不要喝碳酸饮料。尤其，不要抽烟、喝酒。吸烟会影响胃黏膜的血液供应，以及胃黏膜细胞的修复和再生，所以，要想调理脾胃虚先从戒烟、戒酒开始。

第四，想得太多，快乐也会变成烦恼。思则气结。思虑过度，会导致脾气郁结。食欲差、腹胀、腹泻等都是脾胃不好所致。因此要注意控制自己的情绪，让自己保持一个平和的心态，对脾胃的调理会更有好处。

13 诱惑太多，年轻人透支身体，该怎么办？

外面的花花世界诱惑很多，而年轻人的自律能力很差，最终导致身体透支。那么，年轻人该如何拯救透支的身体呢？

《黄帝内经》曰："以欲竭其精，以耗散其真。"意思是说，依顺着自己的欲望而享受着透支带来的快乐，就把宝贵的"精力"浪费掉了；不注重修养，做不到起居有常，就把身心的"真命"耗散殆尽了。现在的人玩手机，白天看，晚上看，甚至半夜睡醒了还要看。手机里有好玩的游戏，有好看的视频，很多人一拿起手机就放不下。就像《红楼梦》里边贾瑞手里拿着的风月宝鉴，天天把玩，最终死在床上。贾瑞的风月宝鉴里一边是骷髅，一边是美女，要看骷髅还是美女全凭他自己。手机的功用也一样，我们可以借助手机了解实时信息、学习知识，也可以用手机来玩乐，关键在于我们自己的选择。用手机学知识，吸收完了为自己所用，那它就是非常好的一个工具。如果天天沉迷在一些垃圾信息里，时间、精力全耗在这上面，那就跟风月宝鉴是一样的。

有些人临睡前玩手机，习惯于在脑袋后面塞个枕头半躺在床上，时间长了会发现肩膀或者小臂会发麻，开始觉得可能是血液流转得不够通畅，但是又感觉好像还和别的一些地方关联着。这是身体在示警，但是不见得每个人都能感知到它，而且有时候也感知不清楚。那就不必纠结原因，只要及时把这些不好的症状消除就可以了。否则，越积累越多，慢慢越来越难受，肩膀疼了，眼睛花了，也有颈椎病了。平时玩手机，总是在手里攥着，有空的时候不妨多揉揉手上的穴位。手上的穴位也好找，小指外边有个穴位非常重要，叫后溪穴。揉后溪穴，又养心，又通经络，是非常好的一个穴位。它直接通到肩膀，揉后溪穴肩膀会舒服。按摩后溪穴，可以缓解头痛项强、目赤肿痛、耳聋、耳鸣、鼻衄、盗汗、腰背腿痛、手指挛急等。

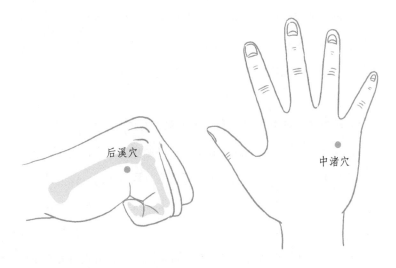

后溪穴

中渚穴

有时候我们可以自测，你拿食指敲敲后溪穴，手就麻了，这就是传导。麻其实是传导的血少了，被压住了就麻了。血过不来了，但是气还能过来。这个血不过来，一是证明经络有点堵了，二是证明气血少了不足了。气还能过来，就还有感知，但是血已经过不来了，就堵塞住了。最后如果不传导了，就没有感觉了，就是血也过不来了，气也过不来了。

还有一个穴位叫中渚穴。无名指和小拇指中间有一个缝，掐掐这个缝，可以缓解头痛、目眩、目赤、目痛、耳鸣、耳聋、喉痹，以及肩臂酸痛、手指不能屈伸、肋间神经痛等。比如腿麻了要抽筋，赶紧揉中渚穴，可以使气血流速加快。

其实，按摩后溪穴和中渚穴，可以缓解的共同症状有头痛、目赤、耳聋、耳鸣、鼻衄、盗汗、腰背腿痛、肋间神经痛等。而这些症状恰好是年轻人身体被掏空后的主要症状。因此，按摩这两个穴位对恢复男性元气有一定的效果。

14 空气不好影响呼吸道，
怎么更好地护肺养肺？

空气质量对肺的影响比较大。在空气质量不佳的情况下，该怎么去把肺养护得更好一点呢？

很多人体质比较敏感，花粉季易得过敏性鼻炎，沙尘暴一来呼吸道就感染。出现这种情况，有条件的可以躲在家里不出门，但总有人因为各种各样的原因需要接触大自然。

这就要求我们做好防护。能戴口罩的，一定要戴口罩。空气污染，首先受影响的就是我们的鼻子。鼻子不舒服，就想揉鼻子。鼻子连着人体的五脏六腑，鼻根代表心，代表肝，代表脾，它就像一个反射区，是人体的一面镜子。两眉之间代表肺。而在鼻根和两眉之间的地方是心包。想通心包，可以用中指从眉心向上推到心经。把四指并拢顺着鼻梁往下揉，如果你发现有的地方比较痛，那就多揉一揉。这是简单易行的养心养肺法，还能疏肝健脾。鼻子这块能量足了，抵御外界的能力就增强了。

15 男人养肾，除了药物，还有哪些经络可以按摩？

说到养肾，有没有通过按摩经络养肾的方法呢？

　　养肾，最简单的方法就是揉肾经。再简单一点，就是揉俞穴和募穴。俞穴在后背，募穴在前边。募穴的募就是募集的募，这个穴位的名字已经表明了它的作用，就是把血的能量集中在这个穴位当中。所以揉一个穴就等于揉了很多穴，因为这块是穴位聚集的点。俞穴就是一个通路，它直接跟脏腑相通。比如肾有问题，揉俞穴后背就会酸。即便我们对人体的经络并不熟悉，也没关系，只要知道募穴、俞穴，就等于知道了一大半。我们把最重要的两个领头羊抓住了就可以了。平常没事的时候把手搓热了，多搓搓后腰，就是补肾。然后攒空拳，敲敲两边的京门穴。你看小孩一吵架都愿意两手一叉腰，这是做什么呢？给自己壮胆儿呢。京门穴就是壮胆的穴位。摩拳擦掌、捶胸顿足都是为了增加胆量。京门穴好找，肋骨边缘就是京门穴。拿拳头一敲，胆量增起来了，肾气足了，也不恐惧了。

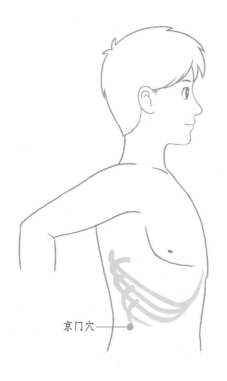

京门穴————

　　另外，脚踝外侧凹处是昆仑穴，脚踝内侧凹处是太溪穴。太溪穴就是肾经的原穴。这个穴通的地方比较广，一般一揉能直接通到嗓子眼，所以效果不错。

　　养生多投入点时间是值得的。比如精神稍微有点颓废，有点恐惧，胆量没那么足的时候，不妨把手搓热了，往后背一焐，背后一热，精气又重新旺盛起来，就补到肾上了。肾气一旺，精神也跟着好了。

泡脚对养肾有好处吗?

泡脚的主要目的是让血液循环到脚上去。需要说明的是,气血热的人并不适合泡脚。这种人一泡脚,血液一到脚上去,头就晕。最适合泡脚的人群是上热下寒的人。上边有火,想吃冰激凌,但脚还冰凉,这时候就适合把上边的火给引到脚上去。这时候一泡脚,脚热了,上边的火也降了。

第四章

六腑不容忽视的
健康调理办法

1 为什么我们必须护好胆呢？

说到胆很多人首先想到的是自己的胆子，具体胆在什么部位，并不清楚。今天我们想了解一下，我们应该如何护胆，让其更好地在我们身体内发挥作用？

在医学上，关于胆的问题争议比较大，有人把它看得比较轻，觉得胆可有可无，有人把它看得很重。现在有种气质类型，叫胆汁质。这种人热情、直爽，精力旺盛，脾气急躁，心境变化剧烈，易动感情，具有外倾性，好像已经超出了我们现在理解的胆的功能。

中医里有句话叫"凡十一脏取决于胆"，意思是说，人体的其他脏腑的功能是否正常都取决于胆气的生发。十一脏，包括肺、大肠、胃、脾、心、小肠、膀胱、肾、心包、三焦、肝，都取决于胆。胆为"中正之官"，是帮五脏六腑做决断的。其实五脏六腑随时都在做决断，比如说这东西该不该吃，吃完能不能消化，这都是一种决断。"中正"就是最合理的状态。胆作为一个裁判官，知道哪个是最合理的状态，所以被称为"中正之官"。胆的作用就是这么重要。

胆作为我们人体重要的器官之一，是一把双刃剑。比如说现在流行敲胆经，敲胆经比较省事，很多人都在敲。有人一敲觉得神清气爽，能量倍增，气血也长起来了。可是有人一敲就睡不着觉，头昏脑涨，肚子不舒服。所以说，如果你现在能量太弱，直接调用胆功能，在身体内容易产生乱象。敲胆经最好在身体最平和的时候敲，此时敲就是护胆。总之，有人一敲睡不着觉，有人一敲打嗝不止，所以凡事要因人而异。

　　胆经的能量是很神奇的，可以视为外援之力，你要觉得能量不足，护好胆能给你增加能量。但是它不好把控，所以大家一定要量力而行，敲着舒服可以多敲，觉得不舒服那就先停下来别敲。

2　按摩小肠经有哪些好处呢？

小肠经在哪里？按摩小肠经有哪些好处呢？

　　小肠经很好找，就是我们俗话说的"蝴蝶袖"的位置。这里有个简单的缓解颈椎病的方法。你揉小肠经，使劲揉，有的人甚至揉肿了，把气血给揉散了，颈椎病的症状就能有所缓解。

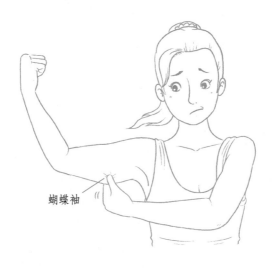

蝴蝶袖

小肠经对心脏有养护作用，小肠经就相当于心脏的后花园。因为心脏需要空间，心脏空间太窄了，心脏压力就大。为了能够释放心脏的空间可以多揉小肠经。

　　心和小肠是相表里的，肺和大肠相表里，它们都是一一对应的关系，是一个完整的系统，一个是里屋，一个是外边的门厅和花园。如果你里边的东西已经满了，你再怎么调，也挪不出空间，得往院子里搬。小肠经就相当于给心脏腾出空间来。

　　有味治疗小孩上火的药叫导赤丹，赤就是红的意思，就是心火上来。导赤丹可以把心火移到小肠上去，通过撒尿排出。小孩的心火好了，口疮等病就都好了。

3 小孩便秘很痛苦，
大人干着急，怎么办？

现在有很多孩子，虽然年纪小小但经常性便秘，每次大便都哭闹不止，大人干着急却没办法，有什么靠谱的方法，可以帮助小孩解决便秘问题吗？

孩子便秘和大人便秘一样，都是给大肠提供动力的脏器出现了问题。现在很多人习惯于把问题割裂开，认为胃有问题就治胃，肠有问题就治肠，实际上肠胃是整个系统，而便秘就是整个肠胃出现了问题。

肠胃的新鲜气血被阻住了，大肠得到的动力不足，就导致了便秘。那么，什么导致了孩子的气血受阻呢？一是受寒了，寒凝则血滞；二是气不舒，气滞则血瘀。这时候，通气为先，家长可以把手搓热了，按摩孩子的上腹部，也就是胃部。如果大肠这块有便秘的问题，揉抚的范围就大一点，以顺时针的方向揉，怎么舒服怎么揉。这时候孩子一般不会有什么抵触情绪，因为非常舒服。大人帮着揉一揉，再让孩子跪膝，气血往下引，大便自然就下来了。

对于小孩，还有一个解决便秘的好方法，就是让小孩跪着玩，或者是蹲着玩。比如蹲着玩沙土，玩玩具，玩一会儿就能便出来了，这是最自然的通便方法。

便秘是由于大肠没有发挥自己的作用吗？

便秘不是说大便多或是干了，有的人是没劲，拉不出来。而有的人是起床就得大便，晚一会儿，可能就拉不出来了。这说明是有不同的脏腑控制大肠的动力。比如说早上七八点钟的时候胃的动力正好，通大便更顺畅。到十二点的时候到心经所主了，假如有人心脏本来就弱，那他此时就没有力气大便。晚上七八点钟心包经所主了，如果有人心血管不是特别畅通，这时候大便可能也费劲，蹲了半天也出不来。

由此可见，五脏都能控制大肠的动力，每个人有自己的生物钟，每个人有自己气血旺盛的地方。不能说便秘就是大肠的事，实际大肠只是一个通道而已。

4 推腹对治疗便秘真的有效吗？

听说推腹对治疗便秘有很好的效果，就坚持推了一两个月的腹，但是效果不明显，是方法不对，还是怎么回事？

实际上很多人并不知道为什么推腹，就去推腹了。就像我们肚子胀，本能地就想往下推推，或者敲打敲打。尤其是便秘的时候，肚子肯定不舒服，就愿意往下推推，好像人为地帮着往下赶一赶就能拉出来似的，它是一个本能的动作。但是推腹要推到点上才有效，不是听人说推这个管用，就盲目地去推。推不到点子上，就是推八百下也没用。推腹，推的是里边三个脏东西：浊气、浊水，还有便秘的"宿便"。"宿便"，它不是一个正经的医学名词，但是意思形容得很到位，就是很久没有拉出来的粪便。比如我们昨天吃的食物经过肠道的吸收消化后今天就会拉出来，但若是我们一个星期前吃的食物都还没有拉干净，又吃了一大碗饭，结果就拉了一点点，久而久之，肯定有"宿便"储存在体内。身体内长期有宿便存在，而且这宿便占据肠道。肠道是靠两边的褶皱收缩，将大便往下推的。如果肠道里边的空间都被已经有的大便占据，肠道就收缩不了，便秘就会越来越严重。而且便秘不是一天形成的，比如说一个人便秘十年了，推腹三周就想把体质改变了，这是不可能的事情。实际上，改变比形成还慢。这里边有个信心的问题，就是你信心是否足，是否真的相信这管用，十年形成的东西希望它一个星期能见效，几乎不可能。就好像堵车堵了十公里，现在开始松动了，车辆开始一点点移动，可堵了那么远的路不是五分钟就能全部通过的，你要有个客观的认知。

所以，养生首先是要有信心，要勇于去做。其次是要肯下功夫，功夫要到，十年形成的体质不是说非得推十年才见效，起码坚持三五个月以上再看结果。一个月是起点，而且推腹一定要推到位，而不能只是在表面的皮肤上不痛不痒地推几下就算完事。

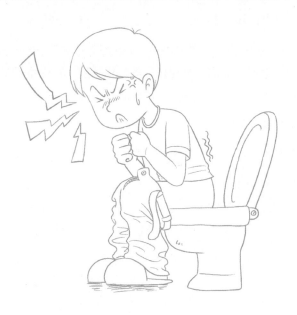

很多人在推腹的时候比较纠结，不知道到底该推多少下才合适。其实推多少下没有具体的数量规定，一切因人而异。推腹其实推的是一种感觉，推得感觉到位，肚子舒服了，那么推十下和推一百下是相同的。有时候肚子特胀，一推打一个嗝，觉得有感觉了，舒服点了，再使劲推放一个屁，就更舒服了，这就是效果。还有人推腹的时候在腹部画乾坤圈，右边三十圈，左边三十圈，这就完全变成了一种游戏，属于走形式，走样子，与推腹本身没什么关系。

我们推就推到实点上，落到实处。我们推，推的是三浊。第一个，必须先把气给推活了，先打嗝放屁，这是效果。你会发现就跟下雨似的，先打雷后下雨，大便之前先放两个屁。如果气都堵在里边，大便就下不来。气滞才血瘀，气如果活起来，血液就过去了。血液有动力，就会推着肠道一点点蠕动，一点一点收缩，大便就往下走了。虽然开始的时候有点慢，但是只要你有这么一次推腹成功的经验，它就会变成一种记忆，然后你就顺着记忆中的感觉天天做，越做信心越足，越做越上瘾，这就是走入正途了。

不是推腹不管用，而是需要时间，也需要知道推什么。所以这里边有两个秘诀：第一个是知道推什么，推三浊；第二个是坚持，假以时日必然成功。

5 排尿困难，或者排尿不干净，怎么办？

上了年纪的老年人或多或少都经历过排尿困难或者是排不净的问题，当然也有不少年轻人会出现这样的问题，这是不是也是动力不足的问题？

人只有血液在全身进行大循环才是健康的。很多人到了一定年龄，血液循环到小腿就下不去了，导致小腿静脉曲张，因为血液没法回流，只能堆积在小腿上。排尿的时候排不净或者排无力，就是因为上边气血没有那么大的冲击力，尿道萎缩变窄了，导致排尿困难。如果气血很足，有冲击力，尿就撒得很痛快。所以，为了我们的身体健康，一定要学会引血下行。

为什么老年人更容易头重脚轻，步履蹒跚？随着身体的逐渐衰老，腿上气血不足，走路就容易晃。要保持血液充沛，就要让血先到肚子上，所以要多推腹，把浊气、浊水、宿便给排出去，然后把新鲜血液引到肚子上。为什么要跪膝？就是把血引到膝盖上去。金鸡独立就是把血液引到脚上去。实际上，我只是用推腹、跪膝、金鸡独立这三个动作来标识三个节点，你也不见得非得跪膝、金鸡独立才能引血下行。而且所谓的推腹，不见得非得去做推腹的动作，比如吃萝卜通气了，也算推腹。做仰卧起坐了，也算推腹。所以不是只有手往下推才叫推腹，只要腹部的运动加强了就叫推腹，把血液引到心脏上去，然后把新鲜血液引到脚上去，人总保持一个正常的大循环，就不会有问题。如果没有大循环，这血到肚子就下不去了，这时候不管是大便还是小便，都容易有问题。如果气血没力量，这等于是漏，尿是漏出去的，不是撒出去的，大便是滑出去的，不是拉出去的。因为它没有力量，没有收缩的功能，完全是凭自己走的。所以有的老年人很容易便秘，动不动就是几天才大便一次，而且量也不多，实际上就是气血不够冲击大肠了。

需要提醒的是，所有的养生方法，首先要保证安全第一，不管是跪膝、金鸡独立还是蹲着走，都要量力而行，不可太着急，否则急而无功，反而会出现问题。

6 "懒汉式"憋尿，
老了后会出现大小便失禁吗？

　　冬季的时候很多人懒得起床，即使被尿憋醒了也不想出被窝，如果长期保持"懒汉式"的憋尿习惯，会不会到老了出现大小便失禁的情况？膀胱的收缩功能是不是就降低了？

　　习惯性憋尿对身体是绝对没有好处的。这就像弹簧一样，弹簧用的时候给它拉开，不用了马上就收回来，这是一种养护。弹簧不能经常拉开一半，既没有完全收缩，也没有完全伸张。这样做的后果就是，最后它不能缩，也不能张开了，处于半松半紧的状态。膀胱也一样，它本来是该紧的时候会变得很紧，充盈的时候很充盈，现在老充盈，再缩的时候就缩不到那么小了。所以，我不建议大家养成憋尿的习惯，这样肯定对身体是不好的。

7 如何让膀胱经在人体内发挥更大的作用？

说到膀胱经就想到了排尿，那么膀胱经在人体内发挥着怎样的作用，怎么才能让其在人体内将作用发挥到最大呢？

膀胱经是连接和主导膀胱部位的一根神经，它从头到足，贯穿人体。在人体背部有着连接五脏六腑的俞穴，这些俞穴是五脏六腑映射到膀胱经上的排毒通道，也就是说，无论你身体有什么问题什么毛病，只要疏通膀胱经，就可以得到一定的缓解。

膀胱经是抵御风寒的重要屏障，若这条经络通畅，外寒难以入侵，内毒及时排出，身体自然就不容易生病了。所以，我们一定要打通膀胱经，让更多的气血流入这条经络。

现代社会，不管是老年人还是年轻人，由于工作或生活习惯，腰背疼者很多，本着"通则不痛"的原则，推动膀胱经，可以缓解背部疼痛或僵硬。

注重养生的人可能比较熟悉，通常拔罐或刮痧最多的地方就是背部，因为后背是膀胱经主要循行的部位。可以说，身体的大部分

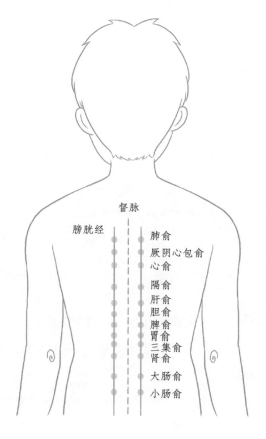

督脉

膀胱经

肺俞
厥阴心包俞
心俞
隔俞
肝俞
胆俞
脾俞
胃俞
三焦俞
肾俞
大肠俞
小肠俞

疾病，都和膀胱经有直接或间接的关系。它就像家里的下水道，如果下水道不通，日常生活都会受影响。

作为普通人，我们不需要知道膀胱经的诸多功能，只要了解它最主要的两个功能就行了，一是在后背上，是为了抵御风寒的；二是老年人如果担心前列腺有问题或者膀胱的功能弱了，撒尿不畅，平常可以多用拳头敲打肚脐以下的部位，这里有个穴位叫中极，就是膀胱经的募穴，敲中极有利于排尿。

8 为什么说三焦
是人体元气和水液的通道？

我们经常听到医生说三焦是人体元气和水液的通道，三焦真的如此重要吗？它是如何在人体内工作的？

三焦问题是历代医家争论的焦点。对于普通人，如果你连经络都没怎么搞通，再去探究三焦到底是什么，没有太大意义，因为它本身就众说纷纭。

《黄帝内经》曰："'三焦'主气所生病。"人体的气包括脏腑气、经络气、呼吸气、营卫气等。三焦主持诸气，是指三焦和各脏腑、经络、组织器官的生理活动都有密切关系。三焦之所以能主气，主要是源于元气，但三焦并不是元气本身。元气根源于下焦，发源于肾，由先天之精所化。但元气运行，只有借助于三焦之通道，方能布散、通达全身，从而激发、推动各个脏腑组织器官的功能活动，因而三焦起到了主持诸气的作用。如果气在这儿被截住了，气不顺了，这个水液也出不去。所以首先要把气调顺了，没事的时候可以敲打一下三焦经。

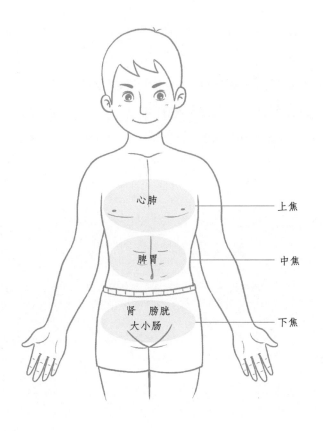

心肺

上焦

脾胃

中焦

肾　膀胱
大小肠

下焦

　　《黄帝内经》中关于三焦是这样描述的："三焦者，决渎之官，水道出焉。"说明三焦是人体水液运行的主要通道。"决渎"，把体内的脏东西排出去，就是把浊水放出去。"水道出焉"，它有利于排尿。

　　三焦是气的升降出入通道，怎么又是水的通道呢？因为我们体内的水液不仅仅有水的形态还有水的气化，水和气并非各自独立而行，独自而化，而是相互融合成若雾露状而发挥功能。上焦如雾，就是下焦的水被气化上升到心肺与水谷精气融合而成雾，再通过三焦通道布泽全身。所以，气的升降出入的通道与气化的场所，必然也是水液升降出入的通道与气化的场所，气行则水行。

我们还可以把三焦想象成身体的房子，一个三层的别墅，人身体的经络、血液循环系统、淋巴系统、五脏六腑都居住在这个房子里。所以这个房子要干净整洁，环境要安静优美。

9 经络的实证和感觉
比推理和揣测更重要？

您多次强调经络的实证和感觉比推理和揣测更重要。为什么要这样说？其中的缘由是什么？

我在讲任何东西的时候，不习惯用逻辑思维来分析。比如，若有人问我为什么这样，我通常会这样说："你敲了以后，就知道为什么会是这样了。"如果纯粹讲理论而不去实践，你没有任何感觉，只是得到一个理念。我给大家分享的东西，就像刚蒸出来的馒头，是我亲自和面，亲自蒸出来的东西。如果只告诉你作用，你会不断地刨根问底为什么有这个作用。实际上，本书中讲的很多东西都是我实践印证过的，我不会只讲理论不实践，然后跟你说书里说的是这样，咱们再分析分析，这样的话就只是一种揣测。

对于经络，实证和感觉比推理和揣测更重要，而且更能得到真实的东西。所以"我哪怕不知道哪条经，但我知道按摩这个经络的感觉"，这时候你就抓住了经络的实质和灵魂。如果说我知道这些经络的走向，而且也分析得条条是道，它是怎么样的，书本上是怎么讲的，但我在身体上不知道怎么去实践，没有感觉，这个经络学完了以后等于没学一样。我们学的是一张地图，到了真正的路面上的时候，你还是不知道怎么走。所以学的时候不妨少问点为什么，多去实践，然后身体会告诉你为什么会是这样。

也就是说，可能有时候我们不见得了解经络背后的原理，但是并不妨碍我们把身体搞好。如果后面结合实践再去学习的话，印象会更深。

10　经络靠按，穴位靠敲，
　　会把五脏六腑给敲坏吗？

有人说"经络靠按，穴位靠敲"，人体的五脏六腑都是比较脆弱的，那会不会在敲打穴位的时候，把五脏六腑给敲坏了？

实际上只要不是八九十岁的老年人，人的筋骨各方面都比较结实。如果有人敲穴位把身体敲坏了，实际上不敲也坏，里面都脆了，酥了。而且你会发现，五脏六腑外边不但有保护的隔膜、肌肉、肋骨，而且越重要的东西越是藏在里边。你看手掌在外面，天天使用也没有天天受损伤，那些保护在深层的脏器，你天天敲两下就坏了，那不得天天去住院？人只有经历风雨才能变得更加坚强，才不惧怕一切艰难困苦，如果把自己当成一个易碎的花瓶，时时谨小慎微，越谨小慎微越容易受伤。现实生活中没有几个自己按摩穴位或是敲打穴位而把自己打骨折的，那得多大的手劲？要是真有那么大手劲，练成铁砂掌，内力这么强也不用按摩了。

养生，安全第一，别急功近利，别想一口吃个胖子，没练两天就立马想看到成效。要量体裁衣，量力而行，根据自己的感觉，怎么舒服怎么来。比如挠痒痒，没有谁会手劲大到把自己的肉抓下来，或是拉筋的时候，把骨头给拉折了。能这么拼命的人直接成武林高手了。你会发现自己握拳，握的是空拳，你打自己两下都没感觉，想使点劲都使不上劲，而且还没打两下手就酸了。推腹对人体好，但是很多人没推几下就不想推了，手酸了。所以说，不要还没做就担心一大堆问题，好多事情只有做了才知道好不好，有没有效。

我们说经络和穴位是我们的保护神，是我们的亲朋好友，想帮助我们还来不及，怎么会给我们捣乱呢？一使劲骨头就折了，这种想法是杞人忧天、庸人自扰。但是，也有一部分人天生胆小，胆小的人就量力而行，安全第一，循序渐进，见好就收。还有一部分人是非得拍得自己疼得龇牙咧嘴才觉得有效果，那只能是自作自受了。

第五章

❤

心理平衡决定
着身体健康

1 心情压抑，旧病复发，
怎么调整？

有位女性朋友因为工作原因被派到国外去了，因为疫情有一年多没有见着孩子，心情比较压抑，身体就出现了很多的反应。她本身是有甲亢的，现在甲亢严重了，有半年多没有来例假。现在国外疫情依然很严重，她想出去玩也不太方便，能不能通过一些经络调理的方法帮她改善一下身体和心理的状态呢？

为人父母，孩子是最大的牵挂。现在国外疫情形势依旧严峻，很多景区也处于关闭或限流状态。这位女性朋友身在国外，孩子又不在身边，想念孩子，担心孩子是再正常不过的事情。《黄帝内经》在谈夏季养生时，有一句话讲到"使气得泄，若所爱在外"，用在这位女性身上，就是将体内郁结之气排泄出来，开胸顺气。

具体来说，就是气之汇穴即膻中穴，所有的气都在这儿汇聚，"使气得泄"就是使气能够排出去。如果气都聚在膻中穴，人就觉得憋闷，就会得甲亢，这叫"气有余则生火"。所以，平常要多敲膻中穴，把气给消散掉。膻中穴一敲，有的人会打嗝，有的会打哈欠，有的会咳嗽几声，实际就是把里边的气给散出去了。气散了以后，心胸就宽了，人也变得舒畅了。

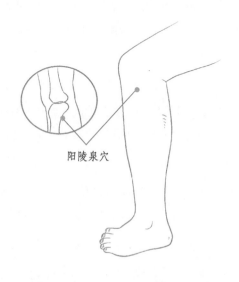

阳陵泉穴

还有一个地方叫阳陵泉，在膝盖外侧。阳陵泉是化解长期郁结之气的一个重要穴位，能调理肝脾、肝胃。没事就用拳头去敲打阳陵泉，或者找个硬的东西，比如说笔头点一点、揉一揉，如果会按摩，可以用大拇指在阳陵泉附近揉揉。阳陵泉附近有一根筋直接通到脚外侧，把经络揉通了，气就会逐渐消掉。这样揉完了以后，有的人可能当时就会打嗝，过一会儿就该放屁了，尤其在夜里睡觉的时候，不知不觉地放了好多屁，气一通，心结就打开了。

好多时候是这样，精神和身体是前后两个门，有的前门堵死了，比如精神这个结解不开，可以从生理方面寻求解决方法。如果生理这扇门打不开，精神这扇门能打开，可用一些善言善语去劝说他。有好多人愿意听人劝，一劝马上心情就好，这样的人可以多劝劝。有的人不听劝，但是你帮助他把身体上的病痛去除，他的心情也能变好。所以精神和身体是手掌的正反面，也就是前后的门。我们从哪扇虚掩的门进去，也就是说哪儿能够作为一个切入点。哪儿能让我们开心，无论是改善了身体能让人开心，还是一些话语、一些关爱能让人开心，我们就从哪里进。"抒其所欲发，勿强开其所弊。"这个人不愿意听别人劝说，你就别非得劝说他不可。这时候可能无声胜有声，你的一些实际举动，可能更容易让他感动，更能帮他化解。而有的人就是心无定见，他愿意别人多给他指导，这时候你可以话说得多一点。所以有的人需要鼓励，有的人需要自己化解，每个人都是不一样的。养生是各从其欲，皆得所愿，就是气从以顺。《黄帝内经》说"使气得泄，若所爱在外"，就是在告诉我们，把想表达的都表达出来，把想抒发的气都疏散出来，人就没有病了。实际上不光是夏天养生，各个季节养生都要"开心"。人开心了就没病，不开心就百病丛生了。

你的女性朋友，既想陪在孩子身边，又想保住国外的工作，就像同时拥有鱼和熊掌，这本身就是很难兼得的事情。人生不如意事十之八九，为生活所迫做一些牺牲是人生常态。这时候不妨转变一下想法，不要总站在不好的地方想问题。与其整天自怨自艾、想东想西，不如趁这段时间干一些自己想干的事。"若所爱在外"，孩子是一个出口，做自己喜欢的事情也是一个出口。如果喜欢工作，那就全身心投入工作；如果有其他业余爱好，比如打球、游泳、练瑜伽等，那就多做与业余爱好相关的事，这也是一个出口。

找到自己爱的点在哪儿，把它表达出来就是养生。夏天一定是要抒发的过程，要"若所爱在外"；而秋天，则要往里收；到了冬天，就"若存若匿"，不出来了。可见，我们要顺应时令来养生。

所以，该干什么事的时候去干什么事就好了，且当作力量的储备，全力以赴地去做，日后一定可以开花结果。

有个禅宗小故事，说的是一个老婆婆天天在马路上哭，晴天哭，雨天也哭。人们很纳闷，问她是什么情况，老婆婆就说："我二女儿是卖斗笠的，晴天不下雨，没人买她的斗笠，所以她受穷，我就为她哭。我大女儿是卖扇子的，下雨的时候就没人买扇子，所以我也为她而着急。"人们一听，原来是这个原因，就劝她："你不用这么着急，晴天的时候你去大女儿家看看，生意肯定兴隆。雨天的时候，你去二女儿家看看，她那儿也是忙得不可开交，她们都在赚钱，你们家雨天赚钱，晴天也赚钱，你该开心才是啊。"老太太念头一转，从"哭婆婆"变成了"笑婆婆"，整天笑哈哈的。有时候就是一念转变，一念鲜花，一念枯草，完全看你自己。

2 "所爱在外"怎么去追求？
怎么去实现？

很多人的生活压力都比较大，工作也比较忙，有时候都不知道自己到底喜欢什么，但从内心又特别渴望去追求喜欢的东西。这种情况很像广泛流行的一句养生语"所爱在外"。那么，"所爱在外"具体怎么去实现呢？

首先来讲，"所爱在外"的一个原则就是怎么让自己开心地生活。有时候我们会觉得想要真正的开心很难，很多东西压在心底，根本开心不起来。

正如《黄帝内经》所讲"心者，生之本，神之变也"，它是藏神的。人的神主导着人的心。人之所以不开心，是有东西蒙住了心。从中医角度来讲，这个东西就是痰，痰蒙心窍。所以要想开心就要先开窍，要想开窍就要先化痰。痰和心不仅有直接关系，而且关系特别密切。比如临终前的一些老年人，嘴里含糊不清，一口气上不来就去了，其实就是痰堵住了气道。可见，痰跟人的生命有关系，痰积得多，心就被堵死了，人的生命也就快终结了，所以在早

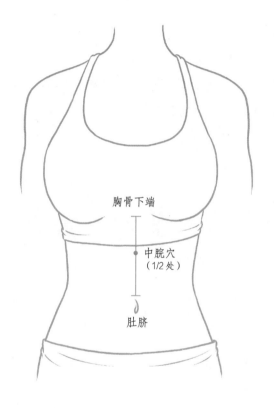

胸骨下端

中脘穴
（1/2处）

肚脐

期一定要把心窍打开。

身体五脏当中各有不同的痰，有食积之痰、寒湿之痰、气郁之痰，还有燥火之痰。有的人总吃油腻的东西，就容易生食积之痰。有的人总吃寒凉的东西，就容易生寒湿之痰（稀薄的、淡的、白的）。还有的是气郁之痰，比如说嗓子里总觉得好像有东西堵着，但要咳却又什么也咳不出来，这是一种无形的痰。还有的人身上长各种类似脂肪瘤似的疙瘩，这些都是气郁之痰。这些痰最后堵塞在心窍，让人不开心。

我们能做的就是把痰化掉。比如说有食积之痰，就没事吃点大山楂丸，揉揉足三里，艾灸一下中脘穴，心窍就开了。把这些痰去掉以后，自己就舒服了。这些方法简单，易于操作，若是每天都做，日积月累，必定大有收获。

3　理性和感性的冲突，
　　　如何实现平衡？

我喜欢养生，也看了不少养生方面的书籍。我个人觉得养生最大的障碍就是自己内心的冲突，尤其是理性和感性之间的冲突，请问有什么办法实现理性和感性的平衡？

很多时候，人们习惯于把理性和感性对立起来去看，好像理性就不能感性，感性就没法理性。实际上理性和感性都是身体里产生的东西，本身是可以相互协调的。身体五脏是各有天赋的，比如说肺是管理智的，肝是管感情的。肝脏、肺脏本身弱的话，它们容易产生冲突，会不协调。如果我们把肝脏和肺脏给调理好了，它们就会和平有序运行，我们生命才能健康。

我们知道哪个脏主什么，就可以着重去补我们的短板，去练一练。从外部环境看，我们要扬长避短，不拿自己的短处跟别人的长处拼。从自身来讲，修复的时候，要取长补短，把我们身体弱的地方赶紧私下给它补好了，让它逐渐强大起来。理智过强，一般都肺气旺；感性太多，可能就是肝气太旺了。

有人希望自己感性多一点，不希望太过理性。比如本来觉得自己很理性，但是觉得过于理性好像情商差点，因为好多东西需要感性来化解，光用说理是说不通的。尤其对于孩子来讲，你跟他讲道理不一定都能讲得通，但你跟他讲感情，他十有八九会感动。当我们知道针对某一个人或者某一件事情，到底是理性有用还是感性有用之后，我们就能"对症下药"，然后顺势而为。

　　我们调肝理肺也是如此。有时候我们感觉是理性在影响着我们的肝脏和肺脏，其实也可能是感性。反之，也成立。有时候由于我们内心的情绪作用，使得我们的生理功能出现紊乱。此刻，我们不妨调肝理肺，这样我们的生理功能好了，心情也变得舒畅了。

　　很多时候，精神方面的问题直接通过精神改变是行不通的，身体方面的问题直接通过改变身体也是行不通的。此刻，身体上面的问题也许需要改变精神来实现；精神上的问题也许需要改变身体来实现。这就是我们经常说的头痛医脚。甚至，更多的时候需要双管齐下，相互协作，才能达到最终的效果。

　　同样道理，要想让自己理性一点，不妨先从调整自己的感性开始；要想让自己感性一点，不妨先从调整自己的理性入手；要想让自己的理性和感性平衡，不妨让理性和感性相互协作，在前进或后退中达到平衡。

4 情绪与病症
是如何产生因果反应的？

有人说身体和情绪是相呼应的。如果一个人的身体状态不好，可能他的情绪也会受到影响；如果是情绪不好的时候，他的身体也会有相应的反应。那么，情绪与病症是如何产生因果反应的？

这个问题提得非常好。比如说，一个人胃疼是长期生闷气造成的。那么，是先治胃，先别生气，还是先脱离这个环境？有一句话叫"急则治其标，缓则治其本"，意思是说，在病厉害的时候先缓解其症状，稳定症状后再治根源。当下胃疼，应该先解决胃疼的问题，而不是劝其别生气或是采用其他措施。身上有刺痛，一定要先解决刺痛。刺痛是现在马上需要解决的痛，隐痛的时候可以缓一缓，慢慢去解决它，因为它表现得并不强烈。身体有自己的诉求，有轻重缓急，有时是呐喊，有时是小声嘀咕，你得多听它的声音。

头痛时隐时现，这会儿没疼，可能一会儿就疼了。那你可以借助这个时隐时现的空闲机会，疏导一下情绪，或许下次它就不疼了。

我们的身体会告诉我们什么是马上需要解决的问题。当下的痛苦一定要当下解决。

5 如何平衡自己内心
与教育孩子的冲突？

现在的家长都很重视教育，一方面批评孩子希望他们能够认真学习，一方面又因为批评了孩子自己内心过意不去，这种冲突往往让家长很痛苦。那么，该如何平衡内心与教育孩子的冲突呢？

这个问题很普遍，应该是大部分家庭都出现过的问题。不光是对孩子这样，就是在处理我们自己的一些事情的时候，心里也是很纠结，到底该怎么做，要不要做，等等。如果纠结的心态不改变，那么只要一遇到问题，就会让自己陷入冲突中。所以，改变心态很重要。

很多人信奉"命运掌握在自己手里"这句话，觉得只要自己努力，就一定可以怎么样。实际上真是如此吗？在教育孩子读书的时候，你觉得自己说得都对，觉得孩子不认真学习就是不理解你的良苦用心，但实际上那些话对孩子基本没什么影响。父母在做父母的事情，孩子在做孩子的事，虽然都存在于同一个空间，但你跟他说话好像对空气说话一样，孩子听不懂，所以有时候你用力也是白用力。但是用完力以后，你不知道自己这种方式对不对，自己倒纠结起来了。其实你这一拳根本就没有打在孩子身上，而是打在自己身上了。你在纠结自己是不是用力过猛了，或是对孩子太放任自流了，其实孩子的感受和我们自身的感受不太一样，有时候你真正骂他了，或者是打他了，他反而会产生一种有人管教自己的亲切感，反而不会恨你。有时候你宠他了，他反而会觉得你很讨厌。这种情况在现实生活中很多。比如说爷爷奶奶经常宠孩子，可是孩子对爷爷奶奶又骂又打。有时候父母对他稍微严厉一点，他反而与父母更亲近。但是这个不是绝对的。一是因人而异，二是本身这个世界就不是你想怎么改变就怎么改变的，所以不用纠结这点。不妨用这句话来劝慰自己：儿孙自有儿孙福，不为儿孙做马牛。

很多家长在教育孩子的时候，没有将孩子教育成功，反而将自己气得够呛。这样完全没有必要的。只想凭着我们的意志力或者观念就能把孩子改变了，这是不现实的。

我们对待事物有两个方面，一是变量，一个是常量。常量是我们自己能把控的，我们只做好自己可以把控的部分；还有一个是变量，这部分不是我们所能控制。父母亲之所以痛苦就是过于关注自己所无法把控的那部分。比如，有父母亲觉得"我今天多说一句话，可能就好一点"，实际上你就是多说八句孩子未必就能够听进去。好多事情我们要懂得顺其自然，过于苛责只能让人心力交瘁。天不言自高，地不言自厚，人不言自能，水不言自流，不是说我们凭着意志力就能改变的，所以不用太过纠结。

总之，要想和孩子不起冲突，父母亲除了有正确的管教方法之外，关键还得调整好自己的心态。我们要接受孩子的不完美。如果过于追求完美，每次考试都要求孩子考100分，那么父母的痛苦是无止境的。孩子数学不好，但绘画很棒；孩子英语不好，但语文很棒……我们既要看到孩子的优点，也要接受孩子的缺点，不要对孩子过于苛责，只有这样我们才能减少与孩子之间的冲突。

6 男人到了不惑之年，
到底该不该服老？

40岁之前，很多人不管晚上加班到多晚，第二天上班基本都能打起精神；40岁之后，即便不熬夜，也常常觉得力不从心。晚上想看看书，一到十一二点就困得不行了。请问男人到了40岁到底该不该服老呢？

人到了一定岁数以后，身体就进入平台期，甚至身体机能会走下坡路。虽然很多人不服老，但现实是不服不行。

生命的逐渐老去是自然规律，我们无法改变，但我们可以通过各种方法让这个过程变缓一些，或者推迟一些。

《黄帝内经》中记载男性养生的内容："五八，肾气衰，发堕齿槁。"就是说男人到了40岁这个年龄，头上开始脱发，牙齿开始松动，这时候人的身体有点衰弱。肾主精，精力不足，这人干什么事都没有动力。

人到了一定年龄应该服老，因为服老意味着你接受一些事情是自己做不到的，能节省一些气力；如果不服老，就会顶着往上干，实际上是在损耗气力。

任
脉

承浆穴
廉泉穴
天突穴
华盖穴
璇玑穴
玉堂穴
紫宫穴
中庭穴
膻中穴
巨阙穴
鸠尾穴
上脘穴
中脘穴
下脘穴
建里穴
神阙穴
水分穴
气海穴
阴交穴
关元穴
石门穴
曲骨穴
中极穴
会阴穴

那么，40岁该怎么养生呢？

第一，别耗费气血。《道德经》中写道："治人事天莫若啬"，意思是说个人修养和治理天下好比收割庄稼。这句话用在养生上，就是要珍惜气血，这个"啬"实际上是一个象形字，上面一个麦穗，下面是一个仓库。"回"字是一个粮仓，就是颗粒归仓，不要有损耗。它的养生方法就是把你现在产生的气血赶紧收起来，别再往外耗散了。"是谓早服"，这个服不是说服老，而是服道，遵从道，就是遵守自然规律。遵从道比服老有效，服老只能是顺其自然越来越老了。

你要遵从道，就可以得到道的帮助。就是同于道者，道亦乐得之。你和道相符了，道就给你能量。

第二，守住任脉。任脉管着五脏六腑，任务繁重。任脉上有好多穴位，像膻中穴、中庭穴、中脘穴等。那么，怎么守住任脉呢？可以对任脉进行敲打、推按、揉摸、艾灸等。任脉通畅了以后，各个脏腑的机能就能被激发起来。如此一来，在一定程度上可以延缓衰老。

第三，懂得封藏种子之道。很多人虽然身体已经衰老，但心不老，总认为自己还年轻，依然随意挥霍，不考虑未来，就像只管吃饭，却不管"粮食"从哪里来。我在前面讲过"粮食"源于"种子"，"种子"源于肾。如果不懂得封藏之道，不懂得保留"种子"，最终只能坐吃山空。所以养生到最后，就是养"种子"。"种子"哪里来？从众多的"粮食"中把好的筛选出来，存起来，当作"种子"。"种子"放在哪儿？封藏就是封起来，藏起来，不用它。你看似不用它，实际不用正是大用。国之利器不可示于人，鱼不可脱于渊，根本在于渊。鱼出来活动行，但是不能跳出河来活动，否则就脱离渊了。所以你得留本，你自己得有储藏的能量。可见，40岁以后，如果不留本，把本都拿出来花了，花得越快越早，你身体透支越严重。所以，我们要懂得封藏之道，还得勤锻炼身体，强健身体是留住本的前提。

7 女性出现心理问题，
该如何很好地化解？

现在需要心理疏导的女性越来越多，那么，为什么会出现这种情况？女性出现心理问题该如何去化解？

女人一般重情，所以感情上容易出现问题。很多病就是因为情感被压抑了，没有得到及时的疏解，才变成了大病。所以女人去看病的时候，很多医生都会开一些逍遥散之类的药物，目的是疏肝解郁。

大部分追星的人都知道明星距离自己很遥远，即便能看到、听到，也仅限于此，很难与明星真正有什么交集，但是大家还是追得不亦乐乎，因为在追星的过程中体验到了乐趣，追星本身就是"使气得泄，若所爱在外"。如果一个人的欲望被压制，他不但会得生理上的病，也会得精神上的病。

有一个经济学理论叫口红指数，最早是由雅诗兰黛的前总裁李奥纳多·兰黛提出的——经济不景气的时候，口红的销量会提高；

经济好的时候，口红的销量会降低。之所以会这样，与大众的消费心理有关。经济不好的时候，大家努力工作也不见得有很好的结果，心里不舒畅，很多人特别是女士，就会通过购物的方式来排遣抑郁。而口红这种东西价格不贵，用起来又很舒服，效果也不错，就会成为宣泄情绪的一个很好的渠道。其实追星也一样，它也是排遣内心压抑的一个通道。

人必须找一个通道，把里边压抑的东西给它理顺。这在某些方面也算是梳理五脏。有的女性不开心，就跑美甲店去美甲，这也是一种排泄心中抑郁的渠道。甲为筋之余，肝主筋，所以跟肝是相通的。美甲的过程，就是疏肝解郁的过程。看似无联系的事物，实际上是相通的。我们可以摸到自己的指甲，却不能摸到自己的肝，但是我们可以把指甲给美容一下，好像对肝也是一种安抚。

人就怕压抑。内心压抑或者有不满足时，有好多朋友就会购物，通过购物达到另一种满足来填补内心的不满足。还有就是吃各种零食，甜食、油腻的东西等，猛吃一顿，在潜意识里，满足食欲就能安慰自己，给自己一种安全感。自我安慰是非常好的，对身体来讲起到一种慰藉的作用。有的人说吃多了东西会肥胖，它产生了一个负面的结果。但是如果为了不让他肥胖，你把这些东西给他剥夺掉，他精神上就会出大问题。所以说，比起精神上的大问题，长点脂肪相对来讲倒是小问题。我们不能光看外表，这背后有精神的因素在里面。精神问题没有得到解决，必然要靠食物来填充。食物填充不是为了满足肠胃，而是为了满足内心。

8 女性该如何平衡
工作与家庭之间的关系？

很多女性在生育孩子之后，会陷入一种迷茫，不知道在工作和家庭之间该如何平衡，出现这种情况该怎么办呢？

很多女性在孕育孩子之后，会暂时把工作放下，全身心投入到照顾孩子的状态中。一旦有人帮忙照料或是孩子到了一定年龄上学去了，她突然闲下来了，会无所适从。其实，这是很正常的一种现象。孩子小的时候，妈妈的目标是照顾孩子；孩子长大了，妈妈想重新投入职场，结果发现职场已经与自己当初离开的时候不一样了。生活一下子变得没有目标，好像谁都不需要她了，她自己也不知道要做些什么打发时间。

实际上，有的人是把别人当作自己的目标，等于是忘了自己的初衷。每个女性在初入社会的时候肯定都有自己的理想、自己的憧憬，但是慢慢地觉得自己不重要，可能孩子、父母或者是事业更重要，这时候就把自己的初衷慢慢淡化掉了，最后就没有了，就忘记了自己的初衷。

这时候，不妨趁着这段闲暇时光好好想一想，自己的理想是什么。这个时间段非常难得，与其把它白白浪费了，不如把自己的力量调动起来。如果人的目标长远，人的动力就足；如果目标很简单，轻易就实现了，动力就会不足。

你自己满足自己的心愿，就有动力，而且做的事情是在为自己做。如果你有一个过高的期望值，就是说要做就得做成个样子，要不就不要做，那么愿望一旦实现不了，你就会觉得做了还不如不做。其实我们每走一步都是在实现自己的价值，如果你走的是自己本来想走的路，就会觉得有动力。不见得100%地去实现，能够实现10%，也是一种满足。请记住不要给自己找额外的、不切实际的目标，只要找回初心就可以了。

9 现在年轻人很"佛系"，
　　如何让其务实一些？

　　现在很多人年轻人越来越佛系，不务实，怎么能够让年轻人更加务实一点？

　　"佛系"其实有些时候也是一个好词。在我看来，佛系可能是一种成熟的表现。年轻人精力正旺盛，每天的气血都很充沛，所以对于他们来讲，佛系反而成了贬义词，就好像有点颓废不振，觉得什么事爱怎么样就怎么样，无所谓，没什么目标，也没什么干劲。

　　实际上要让年轻人振作起来，需要一些"先天条件"。

　　首先，睡眠得充足。身体是革命的本钱，要想让人振作起来，首先得让他打起精神来。不然，嘴里喊着振作，但是眼睛都睁不开，想去拼搏也拼搏不起来，所以把身体养好是第一步。

　　其次，饮食要有节制。吃的东西比较有规律，在身体好的基础上，他才想做事。如果身体不好，自然就没什么精力。

　　最后，要有目标。找准自己的目标，一点一点去做，不怕事情小，不求做得完美，先去做。比如没有做过家务的人学做家务，怎么拖地，怎么洗衣服，怎么做饭，怎么整理房间，一开始可能觉得很难，不知道从何干起，可只要动起来，一样一样去干，慢慢就会得心应手。所以，有自己的目标是最重要的。大家现在可能更强调的是技能或方法，好像找到一个好的方法、好的技能，就万事大吉了。但是如果没有好的方向，有了这些方法你也不会使。相反，如果看准了方向，方法就在路上。所谓逢山开路，遇水搭桥，就是这个道理。

年轻人在最应该奋斗的年纪立一个志向，然后不断努力就能积沙成塔，成就一番事业。其实，很多年轻人是愿意自强自立的，心里有往高处去的冲劲，可是受到外界的压力过大，被压抑住了，觉得反正也上不去，索性不上了，变"佛系"了。这时候若是盲目地劝他们振作起来，该务点实了，基本没什么用。随着他们在社会上的经历的增多和心智的成熟，他们也会变得不再佛系。

10　情绪变得糟糕，高兴不起来，
　　　这是怎么了？

有时候情绪会莫名其妙地变得很糟糕，即便得到表扬，得到称赞，也高兴不起来，这是怎么了呢？应该如何调整心态？

《黄帝内经》曰："怒伤肝、喜伤心、忧伤肺、思伤脾、恐伤肾。"可见，欢喜太过，则损伤心气。如《儒林外史》中的范进中举，由于悲喜交集，忽发狂疾的故事，是典型的喜伤心病。

中医认为"心主神明"，心是情志思维活动的中枢。喜是心情愉悦的表现，喜可使气血流通、肌肉放松，益于恢复身体疲劳。俗话说"人逢喜事精神爽"，有高兴的事可使人精神焕发。但欢喜过度，则损伤心气，如人们常说的"乐极生悲"就是这个意思。在《淮南子·原道训》中也有"大喜坠阳"的说法。阳损使心气动，心气动则精神散而邪气极，从而出现失眠、健忘、心悸等症状。特别是一些心脏不好的人，过度兴奋就可能诱发心绞痛或心肌梗死。因此，喜乐应适度，喜则意和气畅，营卫舒调，过度就会伤身。就是别管多少人夸我，我也没觉得心里怦怦乱跳，多少人排斥我，我也没觉得受了多少屈辱。当然，这需要修炼到一定境界。大部分人还是很在乎外界对自己的看法，那么心不定怎么办呢？

平常多养养心。养心有很多好的方法，可以盘腿打坐，用手敲肚脐以下的关元穴。当你心静下来以后，任别人把你夸得天花乱坠，心里也是宠辱不惊了。所以这不是光调节身体的事，还得了解一个人的精神状态，甚至得调节他的价值观才能彻底改变。身心是统一的，光调一边不行，光吃药也不行，心病还得心药医。

11 中年人如何在重压下
   保持良好的心态？

中年人在面对自己身体机能进入瓶颈期，甚至开始不断往下走的阶段，怎么摆正心态，积极面对呢？

现代社会，中年人的压力越来越大。中年人常常是上有老，下有小，工作压力又大，身体似乎也在走下坡路。有些人不服气，非要和年轻人比肩，一不小心就把身体搞出问题。有的人放松对自己的要求，逐渐变成大腹便便的"油腻大叔"，这一方面与新陈代谢变慢有关系，另一方面是中年人对自身的要求降低了，不去活动，不去锻炼了，吃喝也不注意了。

实际上不管是年轻人还是中年人都应该保持健康的活力。中年人经过岁月和生活的洗礼，各方面思想逐渐趋于成熟，正想再加把劲儿更上一层楼的时候，又面临着父母老去、子女长大的阶段，这时候最考验的就是自己的体力能不能扛得住，精力还够不够充沛。于是，有些中年人就去跑步、打球，或者是去健身房锻炼。其实从内心来讲，这些都是让自己保持一种强壮的状态。但凡事都得因人而异，如果在工作之余，体力比较充沛，也愿意去锻炼，而且锻炼完出完汗以后，新陈代谢加快了，身体素质也提高了，那怎么锻炼都无妨。但也有一部分人先天体力就比较差，这样的人需要的是养。有的人需要练，有的人需要养，有的人需要先养后练，就是先养足了再练。尤其是内脏各方面都不是特别健壮的人，就需要保养。对于这些人来说，锻炼反而会损耗体能，所以保养更重要。可能大家觉得外表强壮了，肌肉比较发达了，或者走得比较快了，肺活量提高了，整个身体就是一个健康状态。实际上人体的核心是心、肝、脾、肺、肾，只有五脏强壮才健康，不光是外表形体的粗壮。所以形体外表的壮，未必是真正的身体好。真正的身体好，还得是五脏精纯。精纯就是把身体里边的脏东西去掉。按《黄帝内经》的观点，就是要疏涤五脏，给五脏梳理、洗澡，把它清理干净，则精自生，形自盛。精自生，就是精力提升起来了，体力就增加了，形体自然壮实。

但也有一部分人先天身体条件就比较好。比如你练了10年了，人家什么都不练，仍然比你练了10年的身体好。这是没办法追根究底的事情，只能自强自立，自行自立。具体来说，就是损有余补不足，这是天之道。你不能损不足以奉有余，也就是说你本来就不足，再损耗，这是背道而驰。

就像木桶理论一样，我们要根据自己的身体取长补短。实际上每个人对自己的身体都有一定的了解，因为身体会给我们最真实的反应。比如说你经常咳嗽，喘不过来气，那肯定是肺气不足或者肾气虚；或者经常两肋胀痛，肝胃不合，那肯定是胃有问题。所以，人到中年意识到这一点的时候，选择适合自己的，能够让自己的身体得到真正改善的养生方法非常重要。而不是人云亦云，人家跑步，你也跑步；人家泡健身房，你也泡健身房。比如说跑步，从理论上讲，跑步能刺激大脑分泌多巴胺。多巴胺是一种让人兴奋和愉悦的激素。但有的人一想到跑步就觉得很抗拒，一跑起来身体就各种不舒服。所以我们千万不要强迫自己去做某项运动，这样对身体是一种损伤，而且你练得越多，损伤就越大。且它不光是身体上的抵触，心理上也会抵触，练完以后会不舒服，是为练而练。本来我们可以顺风而行，走得更远更快，非得逆风而走，就变得好像是为了磨炼意志，实际上意志没磨炼成，还把身体弄坏了。

所以，人过了40岁，身体状态本来就是一个走下坡路的过程，能保持惯性的平衡就不错，现在想再来个调头变得更好，就要花双倍的力量。从养生的角度出发，还是希望能够顺其自然，长治久安，老天赋予你什么样的禀赋，你就依据你的禀赋去做你该干的事。

12 越是拼命想让心静下来
越适得其反，怎么办？

我自己平时喜欢锻炼身体，也喜欢养生，可是眼看快到不惑之年了，不知道怎么回事内心越来越难以平静下来，越是拼命想让自己的心静下来越适得其反，请问有什么方法能够让我的心静下来吗？

想让心静下来，不能强迫、压制，就像石头压草，越是压它，它越是想方设法要出来，最后从石头旁边出来了。实际上，不用石头压草，就让它长出来有什么不好呢？你压它，它还要生，因为它本来就要生出来。人也是一样，人有喜、怒、忧、思、悲、恐、惊，这没有什么好和不好。俗话说，生于忧患，死于安乐。一个人活在世上，若是没有半点忧虑和惧怕，那是非常危险的。所以，喜、怒、忧、思、悲、恐、惊是人的正常情绪，只要适度就可以了，没有必要只追求快乐，躲避烦恼，这样就把自己固化住了。

换一个角度看，烦恼来了，就跟喜悦来了一样，喜悦来了没人觉得要轰它出去，但是烦恼来了，人就无法接受，觉得非得把它赶走不可。实际上最好的做法是，喜悦来了接受，烦恼来了也接受。就像你今天做的是好梦，不愿意醒；明天做了个噩梦，或许是对自己的一种启示呢？可能是现实生活中焦虑、担忧、没有解决好的问题，在梦中再提醒一次，这时候如果你铺一张纸在桌面上，把自己做梦的情节写下来，也许就能把现实生活中的问题给解决了，这样的例子很多。

心里的静，实际上不是你什么都不想，而是你没有胡思乱想。比如跑步的时候，是静还是动？双脚一直在前进，思绪却沉浸在自己的世界里，路边的风景好像都随着微风去了，即使外边有嘈杂声，而自己却觉得周围很安静，这叫静。不是说压制自己不去想就叫静，而是可以认认真真、全心全意地此时想此时的事，这叫静。喝水的时候能体会到水的感觉，吃饭的时候能体会到食物的美味，这叫静。吃饭的时候还想着股票涨没涨，心里肯定静不下来。所以，这个静首先要"物来则应，物去不留"，这是从心态上来说的。

人长期处于不静的状态，突然让他从精神上改变，确实不好改变。有没有让自己想不静下来也得静下来的方法，或是稍微让自己静下来一点的方法呢？精神方面没有人能控制，只能借助于身体。想要混乱的心渐渐静下来，可以试试金鸡独立。实际上金鸡独立算太极拳里的一个动作，但是咱们这里的金鸡独立跟太极拳里的动作有点差别，一只脚站着，抬起一只脚来，这时候大部分的人都能够站得比较稳当，至少能站一分钟，这是最基本的了，也不会摇晃。但是如果这时候你把眼睛一闭，能够站半分钟的人估计都很少，也就能站大概10秒钟。在这10秒中，你是最静的状态了，因为你只想着一件事，就是站稳了，别摔着。把眼一闭单脚站着，这时候你不得不静，要不静就摔着了。金鸡独立虽然看起来方法简单，但是需要多加锻炼。有好多人从开始站10秒，到最后能站10分钟。这10分钟里，他所有的精力都在想如何控制自己别东摇西晃，这时候就是人为地把全身所有的肌肉、气血、五脏、精神都调和一致，都集中在脚底，这时候想不静都难。通过这个方法，你学会了如何集中精力，推而广之，你慢慢能静下来2分钟，静下来10分钟，把这种心态用在走路上，慢慢就能形成习惯。也就是说，凡事先有一个基础，满屋都是乱飞的虫子，你非得让人安静，他十有八九做不到，你得让他有一个基调：先从哪里做起。脚底是人的根，从根上做起，人就稳当了，所以这是静的一个简单的方法。

从这个以后，慢慢地我们就可以拓展其他方法了。比如说叩首法，就是磕头，凡是磕头的人心里都比较静。因为磕头的时候会油然而生一种心理状态，比如说你尊重某人，为此向他磕头，这时候恭敬心生出来了。你要对父母磕头，对父母有一种感恩的心，是静心。所以，这么一个磕头就能产生很沉稳的心，都是很郑重其事的心，可以让人很容易静下来。所以，每天可以趴在床上或者在地毯上做做叩首，你会觉得越磕越静，而且心生欢喜。这种欢喜是油然而生的。所以，这不是说强迫自己非得静下来，只要认认真真地一磕头就静下来了，这时候你会想到父母，想到那些悲天悯人的事，同情心也出来了，全是正面的东西。你磕头的时候，一般都不会想一些跟谁打架，跟谁有仇的烦心事。这个动作本身就是代表着虔诚、恭敬。所以这些就是让你静的非常简单的方法，而且每个人都可以实现，凡是能够静下心的动作都对心脏有保护作用，平时做做叩首的动作也是对心脏的一种养护。

还有一个方法，叫跪坐法。心烦意乱的时候可以跪下来，坐在脚后跟上，后背挺直。这就像古人的正襟危坐，古人甭管是喝酒还是坐在一起聊天，都是面前弄一个茶几，特别矮，坐茶几后边，直跪。与别人说话的时候身体要直起来，平常的时候把屁股坐在脚后跟上，稳稳当当，在旁边一看很庄严，很郑重其事，一副稳如泰山的样子。

所以，一个动作就能让人静下来：金鸡独立，动跟静；叩首，静中有动；跪坐，静中静。这几个简单的方法，如果认真去练习，去实践，肯定对身体有好处的。只要把心养好了，身体各方面就都能见好，往好的方向去发展；如果心要是乱了，五脏六腑都乱，想好也好不了。

《黄帝内经》上有一个养生的前提，叫"主明则下安"。"主"就是心主、主宰。"主明"就是心里很明朗，不是那么慌乱，知道自己该干什么。"则下安"，"下"是什么意思，就是五脏六腑，主在上边待着，剩下的五脏六腑都在下边听它指挥，"主明则下安，以此养生则寿"。"主不明则十二官危"，主不明，则六神无主，"以此养生则殃"。因为主是乱，越练越损伤，你都不知道为什么而练，只是为练而练就会损伤，其实应该在静的时候去练，我们运动虽然是动，但是我们的心始终是静的，这就是静心。

现在的人生活压力大，社会大环境又太浮躁，大家每天都急急忙忙，没有时间去反思或思考，面对问题时总是着急忙慌地去应对。如果你的心态静，问题可能很快就迎刃而解，但是心态乱，可能需要花费很多时间和精力才能解决问题，可能对身体的伤害更大。

每个脏腑都有自己的思考力，比如说，有什么事触及怒的，肝出来；出于理性，要说理的，肺出来；要说一些有灵感、艺术的东西，肾出来；说一个务实的东西，脾出来。每个脏腑都有它的特性，但是甭管谁出来都有前提，心得定，心要不定就叫六神无主，所以就会乱。刚才说"主明则下安"，比如这时候我怒了，我的心定，我的怒就会有度。如果怒没度了，成路怒症了，跟人撞车去了，就是因为没主。此时，情绪就代替我们的内心，我们的内心完全受情绪支配了。

第六章

饮食内补是身体
健康的一切保障

1 小米和山药
对养胃有什么好处？

> 每次喝酒之后，第二天胃特别难受，于是有人建议说喝点小米粥和山药粥，因为这两种粥可以养胃。请问小米粥和山药粥真的有养胃的神奇效果吗？

实际上，小米粥和山药粥到底养不养胃，谁说了都不算，只有我们自己的肠胃说了算。因为每个人的体质不同，适合这个人食用的东西，对别人并不一定适用。比如，同样是喝玉米粥，有的人的胃只能接受玉米面，有的人的胃却可以接受玉米渣，觉得后者煮好以后黏黏糊糊的，喝起来口感更香醇，胃也更舒服。适合自己的，就是最好的。不管是玉米面还是玉米渣，喝了以后让胃舒服的，就养胃。同样的道理，有的人喝小米粥和山药粥，觉得胃特别舒服，但有的人却觉得它们一点也不好喝。

同样的东西对同样的人在不同的身体条件下的效果也是不同的。而且饮食的养生效果与时令的关系较为密切，比如说冬天我们愿意吃点温热的东西，夏天喜欢吃绿豆粥等偏凉的东西。所以说，不能固定地说某个东西一定养胃，就算它养胃，也可能是在冬天养胃，在夏天也许就是损胃。

2 冬季吃蒸梨是否能够 达到清咽润肺的效果？

冬季或是气候干燥的时候，经常看到一些饭店在售卖蒸梨，对外宣传具有清咽润肺的效果，我想知道是蒸梨有这样的效果，还是商家的噱头？

实践证明：蒸梨确实能润肺、化痰、止咳。这个方法对于肺燥、肺热大有裨益。如果一个人寒气比较重，煮梨水喝效果稍微差一点，因为煮完的梨水有点偏温，但是对于肺热体质的人来说相对好一些。寒气重的人适合喝煮的白萝卜水，或者是梨水里边搁点白萝卜。萝卜本身是辛辣的食材。辛辣的东西实际上都有内热在里面。我们觉得萝卜是凉的，可能只是因为它水分含量多。

润肺的食材，除了梨、萝卜，还有百合、山药、莲子等，这些白色的东西都有润肺的功效，大家可以多吃。

3　我们正常人是否可以
　　用六脉神剑的手法把酒排出？

　　　　聚会的时候大家经常要喝酒，有没有一种办法，能像《天龙八部》里面的段誉那样利用六脉神剑把喝到肚子里的酒给排出来呢？

　　从实际上来讲，凡事只要有度，就不会有太大损伤。喝酒更应如此。俗话说，酒逢知己千杯少，如果喝酒喝得开心，喝得高兴，肝气调达，就能把酒的毒给解掉。但即使能喝，也要量力而行，能喝十分的量，只喝七分，叫知止不殆，就没有危险。相反，若是只有七分的量，非要喝十分，那就是过犹不及，肯定会损伤自己的身体。所以，正如老子所言，一个人若是过度地去人为地造作，就会丧失养生的根本。

　　如果遇到不想喝却必须得喝的情况，喝完以后该怎么解酒呢？

　　解酒主要在肝上解，如果喝完酒之后，在胃这块还没有下去，可以推推肚子。先从胃下到小肠，等到肚子比较平和了，不难受了，也就不会上头了。有时候宿醉就是酒没有代谢掉，然后酒一步一步往上走，导致心脏和胃难受，恶心想吐，然后头晕头痛。所以一定要让酒往下走。食归大肠，水归膀胱，从尿出去了，或者出点汗发出去就没事了。总之，有出路就没事。

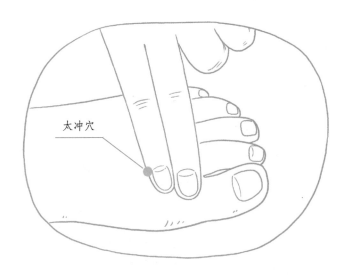

太冲穴

另外，在足背，第一、第二趾骨间，趾骨接合部前方凹陷中，或触及动脉波动处，是我们人体的太冲穴。这个穴位是肝脏的原穴，解毒功能很好，一揉太冲穴解毒就快。太冲有两层含义：一是太冲，顾名思义劲很足，力量很大；二是充实的意思，肚子里太满了，没有空间了，可不难受吗？

所以，喝完酒不妨揉揉太冲穴，给腹脏增加点空间，不仅可以把酒解了，而且人也舒服了。

4 饭后胃难受，
   有什么按摩方法可缓解不适？

我们很多人在吃饭之后，胃部就很难受，无论吃多还是吃少，请问有什么按摩的方法可以缓解胃部不适呢？

通胃的穴很多，最简单的方法就是找募穴，找俞穴。募穴就在胃这里。在肚脐眼上方四寸，就是把一个手掌搁在肚脐眼上方的整个部位就是胃，也叫胃脘。一般我们摸的这个地方都是中脘穴，有人觉得敲或揉都不行，就是里面都硬了，还有寒气，那就拿热水袋或艾灸温热一下，给它散一散。这些都是养胃的做法。还有人说胃特别胀，胀就不能再温通了，这时候可以从经络往下疏导。一是足三里，足三里是治胃的第一大穴。还有在后背上找到胃俞穴，实际找不到也没事，拿着大拇指在后背，脊椎旁边，膀胱经上找，拿大拇指揉。如果你现在胃胀痛了，一揉有个痛点，那就揉痛点，揉的时候会感觉很痛，但是揉几下就散了，胃也不痛了，也不胀了，然后你就开始打嗝、放屁了。实际上，一开始突发性的胃不舒服都是气结。如果吃的油腻东西太多了，那来点山楂丸或是山楂水也管用。山楂丸或山楂水可以帮着消消食。但是总的来讲还是少吃点，别吃十二分饱，吃七八分就行了。

应对身体疾病最好的办法就是让它别出现，也就是中医常说的治未病。但是现在很多人习惯于问题出现了，再解决。然后解决完了，下次继续犯前面犯的错误。久而久之，身体越来越垮，补救也补救不了。

5 吃寒凉或者生冷食物伤害了身体，怎么补救？

夏天喝冷饮或是吃寒凉食物的时候确实比较爽，但是我也知道这样对身体不好。那么，万一吃生冷的食物对身体造成伤害了，该采取什么样的补救方法呢？

首先，喝冷饮或者是吃寒冷食物的时候就应该注意，明知不可为而为之，那就需要克制。比如，明知道吃完会不舒服，但是天气炎热或是心里烦躁，就是想来点冰镇饮料冲一下。实际上，这时候满足的不是胃，而是我们的心理。这时候，我们也别克制自己一口不喝冷饮，少喝点，喝一瓶的三分之一，心里一旦得到满足，马上停下来。因为全喝完，你的心里痛快了，但是你的胃不高兴了。胃一不高兴，吃进去的东西就容易沉积下来，就会生痰、生湿、长痘痘等。

还有一种情况是，冰镇饮料也好，冷食也好，已经全部下肚了，发现胃不舒服了想补救。实际上这属于"明知山有虎，偏向虎山行"，没有什么特别完美的办法可以补救。你把自己的身体打肿了，现在问我怎么才把肿快速消下去？最好的方法就是别打肿。打肿了再消，怎么消也不好使。

所有的问题都是这样，比如喝醉了怎么醒酒，怎么减轻对身体的伤害，答案就是尽量别喝那么多酒，能喝十分酒，只喝七分。当然我们要满足心理状态，有时候甭管是吃美食也好，喝酒也好，喝冰镇饮料也好，明知这种美食会对整个身体造成伤害，吃了会发胖或是会伤胃，但还是想吃，这时候就要选择：满足胃，还是满足心理？很多人因为美食导致发胖和减肥不成功，其实他追求的无非就是口腹之欲。

说到这里，又要谈到自律的问题。自律确实能解决很多不经意间的问题。比如健身，所有人都知道健身很累，甚至还要受点苦，但是健身完了，无论是身体还是心理，都会觉得是一种放松。但是尽管大家都知道健身好，坚持下来的人却不多。相反，吃垃圾食品这个事当下是很快乐的，但是吃完了以后其实会让身体变得更坏，变得更胖。

凡是优秀的人都会考虑一件事的二阶效应，所以他们一般都会很自律，不该吃的不吃，可以吃的尽量少吃。通过适当地控制量，既能满足精神的需要，同时也能控制其对身体的损害。这已经是一个很好的办法了。

6　逢年过节走亲访友，
　　吃太撑腹胀难受，怎么办？

逢年过节，免不了大吃大喝。有的人吃得多了以后就会觉得腹胀，睡觉也睡不踏实。这种情况下，有什么好的办法可以缓解一下吗？

吃多的时候，人们通常会本能地摸腹。揉揉肚子或是拍拍肚皮，这是很好很简便的一种缓解腹胀的办法。我们需要做的就是把这种本能放大，坚持下来。

如果一个人吃完东西总是容易腹胀，平常吃完饭就可以多摸腹，不一定非得等吃撑了才摸腹。提前预防，先疏通，总好过把自己撑得难受强。

古人讲叫梳涤五脏，就是没事就给五脏洗洗澡，打扫打扫一下里面污浊的东西。具体的操作办法就是没事多推腹，多揉肚子，尤其对孩子，父母把手搓热了，没事在孩子的肚脐眼周围按摩，对孩子健脾养胃、促进生长都非常有好处。

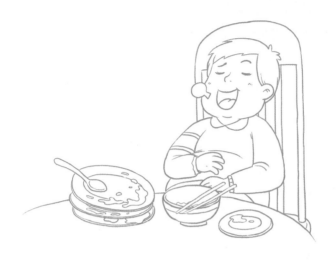

　　过去还有一个方法——捏脊。就是捏后面的脊椎，一捏脊椎，小孩胃口开了，也不积食了，而且抵抗力也增强了。肚子要是撑着，则"胃不和则卧不安"，就是夜里睡不踏实，所以晚上要少吃点。但是很多人一熬夜，就想吃夜宵，导致晚饭少吃，夜宵顶上，那还不如晚饭吃饱。有时候会出现连带反应，一个不良习惯不自觉地就会促生另一个不良习惯，然后慢慢就变成恶性循环，最后不知不觉就把身体毁了。所以要早早地警醒，不要让我们的身体产生不好的连带反应，毕竟身体是革命的本钱。

7 吃白就能补白，
吃黑就能够补黑吗？

我们经常听到有人说吃啥补啥，那么，是否要想皮肤白就吃点白色的东西，要想头发黑就吃点黑色的东西呢？

实际上我们吃的食物进入到脏腑，各有对应。比如，黑色食物养肾，绿色食物养肝，黄色食物健脾，白色食物养肺，红色食物养心。每个脏腑都有它自己喜欢的东西，而且各自有各自的功能，所有东西脏腑都吸收了，就真正变成血液了。到时候它在分配的时候，是根据我们身体的需要来分配的，不是根据大脑的需求来分配的。

比如说，我想头发黑一点，就吃黑色的食物。这是按大脑的意志来走的。身体有身体自然的法则，食物必须在五脏调和了以后，才会自然地被身体吸收，进而供给头发，供给皮肤，供给面部，这得看身体的需求，而并非我们单纯看表面现象所认为的那样。

8　肝可解毒，喝酒伤肝，
　　怎么让肝发挥最大作用？

很多人都知道肝能解毒，喝酒又伤肝，但有的应酬又不得不喝酒，那么，怎么做既不伤肝，又能让肝发挥最大作用？

　　人是社会动物，总需要一些社交活动，遇到一些需要喝酒的场合在所难免。但是，对我们有害的东西，早防护，危害才能小一点。怎么防护呢？比如现在喝酒了，马上让肝增强功能，它也不可能有这种效果。所以我们需要在平时多养护肝，让肝强大，因为肝确实可以解酒毒，而且肝的健康状态好，确实酒量能更大一些。但是好多人就是因为肝好，喝酒无度，还老喝，最后伤了肝。实际上喝酒不一定非得喝大酒，碰到朋友小酌几杯，喝得舒服就行了，实在没有必要把自己喝得受不了。喝大酒喝醉的人第二天非常难受，难受到床都起不来，整个人虚脱得不行，可是还要挣扎着起来去上班，所以尽量不要喝大酒。

我们看武侠小说或是看武侠剧的时候，看乔峰大碗喝酒，大块吃肉，觉得很豪爽，觉得这样的人值得钦佩，也希望自己能成为这样的人。实际上自己的肠胃最能知道自己的酒量，喝了以后很不舒服、要吐，最终，难受的只有自己。

最好的解酒方法就是吐出来，排出去比把它吸收进来让肝来解毒好得多，不要额外给肝增加负担。平时很多人催吐，都是用手指头捅嗓子眼，很快就犯恶心，吐了。还有一个方法催吐，就是揉足三里，位置在小腿外侧，犊鼻下三寸，犊鼻与解溪连线上。这个地方肌肉多，好多人揉不到，尤其喝多了可能手也没什么劲，更不好揉了，可以拿拳头敲，敲那个大概的位置，这时候身体会有一种自我保护，这些穴位自己会出来帮忙。足三里是"足阳明胃经"的主要穴位之一，所以当你胃不舒服的时候，足三里会比较敏感，拿拳头一敲，足三里就蹦出来了，你揉一揉，或是敲一敲，这时候肠胃的功能就激发了，它该吐就吐出来了。如果实在吐不出来，说明酒已经到小肠了，那就让它往下走，赶紧消化出去。

养生就是要趋利避害。凡是对身体有害的尽量少做，不得不做的要及时防范和控制。只要警醒防范，伤害就不会太大。

9 体寒是因为经常吃冷饮、
吹空调的缘故吗？

现在体寒的年轻人越来越多了，是不是由他们喜欢吃冷饮、吹空调等不良生活习惯而导致的？

所有东西都怕积累。炎热的天气，很多人都喜欢喝凉的、冰的，觉得这才解暑，才痛快。一天、两天，一次、两次无所谓，时间一长，你就会发现，这些湿气、寒气都积累在脏腑之间。它会存积，到底存积在什么地方说不准，但通常都存积在人体比较薄弱的地方，这就造成了气血流通不畅。在你气血旺盛的时候，全凭火力壮，睡凉炕也不怕，但是比如说过了40岁，过去积攒的寒气、湿气就会从身体的某些角落里露出头来，你就觉得不舒服了。所以，年轻时是人找病，年老时是病找人。

现代人的身体里都有很多细菌，有益生菌也有一些有害菌。当我们身体好、免疫力强大的时候，这些细菌、病毒不会发展成多大的问题。但是我们的身体一旦受寒受凉，抵抗力下降或者是体能不足的时候，细菌和病毒就会乘虚而入。这个乘虚而入不是说从外界来的，而是它一直就在我们的身体内。只是以前没有成气候。当条件成熟，也就是当我们的免疫力低下的时候，它突然来袭，让我们措手不及。所以，平时就应该注意保护好自己的身体。

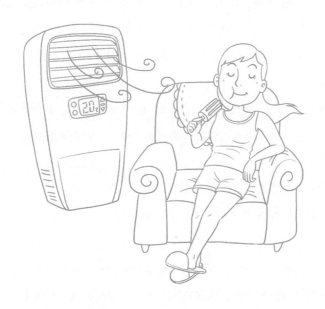

当我们体内的正气、邪气势均力敌的时候，两者可以和谐相处，井水不犯河水。但是，当我们体内的正气足够强大时，身体就要驱赶邪气，也会马上不舒服。比如我们长期工作一直很规律，突然要放假了，放假半个月就只是在家休息，一日三餐也按时吃，生活过得有条理了，这时候气血长起来了，它第一件要干的事，就是把体内的一些邪气、垃圾等往外赶一赶，这时候正气、邪气两者相争，一相争人就不舒服。但两者不相争、相安无事也不见得是一种好的状态。没有事的时候自然皆大欢喜，但当我们衰老的时候，邪气就会攻击我们了，因为我们压不住它了。而我们年轻的时候，如果气血旺盛，我们的身体就会主动排除邪气。所以有时候这个人平常工作的时候没病，一旦休息，精神放松了，反而病了。而且一发病通常还比较严重，比如发烧了，身体痛了。大家都知道不通则痛，但是长期不通怎么就没痛呢？因为势均力敌，不互相冲击，心思也没在这儿，顾及得少，所以长期不通的时候也没感觉到痛。但是，当我们的气血旺盛了，我们就有了力量，好血就会冲击瘀血，不是马上通过去，而是有一个时间，有一个过程，有一个积累储备，然后一冲击被反弹回来了，邪气也很少。这时候正邪相争就产生了疼痛。

像冰镇啤酒之类的冷食长期食用肯定会增加寒气、湿气，而且这些东西会储存在身体薄弱的地方，我们得提早有这种忧患意识。虽然随心所欲地养生会让我们舒服一点，但其中有很关键的一点，就是人要健康，要长治久安，自律是需要做到的。自律才是真正能够解决长期问题的关键，偶尔放纵一下自己是可以的，但最好不要经常大吃大喝。前几年受韩剧的影响，大家都很喜欢冰镇啤酒加炸鸡。实际上油腻的东西和冰镇的饮料放在一起吃，对人体的伤害非常大。

我们吃完饭洗碗的时候，如果用冷水冲洗，碗里面肯定不好洗，刷不干净，因为上面有油。可要是用热水一泡，油立马散了。就像我们的肚子，吃完冰镇的东西，再吃油腻的，里面就结成团，湿气痰浊都堆积在里面了，虽然不见得会马上让我们生病，但第二天不是闹肚子，就是生痰了，或是起痘痘了。

所以，知道某些东西有害，就要尽量避免。年轻的时候，偶尔放纵一下，也没什么大不了的。但是如果年轻的时候就意识到这一点，提早预防，年老的时候就比较平和，不会有其他什么我们不能把控的症状出现。

　　少壮不努力，老大徒伤悲，万事万物皆如此。

10 喝酒是否具有
增强血液流通的功效？

有人说喝酒对血液流通有好处，使人不容易生病。现实生活中确实有一部分七八十岁的老年人每天都习惯喝一点酒，喝完酒不但精神好，而且睡得也好。这是怎么回事呢？

喝酒之后的感受是因人而异的。有的人天生酒量大，不但能喝，而且喝完酒精神还特别好，比如王羲之就是在酒后才写出《兰亭序》的，李白酒后写出了无数优美的诗篇，而有的人喝一口酒胃就不舒服。

实践是检验真理的唯一标准。从理论上说，喝酒对人体的伤害比益处多。但是七八十岁的老年人每天喝一点酒觉得很舒服，说明他的身体对这一点点酒是欢迎的。如果喝完酒浑身难受，说明气血不和，身体就会出现这样或那样的问题。可见，不能用严格意义上的好或坏来定义酒，而是应该根据自身的情况，适可而止地喝酒。能喝半斤的，喝二两；能喝二两的，就小酌两口。怡情养性，有时候不光是为了满足自己的味蕾，也是满足自己的一种心情。所以，喝酒是否活血通脉主要看个人的接受程度。如果喝完酒后，这个人撒酒疯了，或是很难受，说明他对酒的吸纳能力很差，那酒对他来说就不是活血通脉的，而是扰乱气血的。

所以，酒对人的影响是因人而异的，不能以偏概全。

第七章

科学减肥、科学调理
才能光彩照人

1 瘦了，还想再瘦，
   减肥会上瘾吗？

爱美之心人皆有之，尤其以女性最为突出，为了让自
己的身材看起来更加苗条，不断减肥，甚至瘦了还想再瘦，
如此反复，请问减肥也会上瘾吗？如何克服这种心理？

不管是减肥还是整容都是如人饮水，冷暖自知。有的人就是追
求让自己更美、更瘦，或是更受人尊重、更有价值，等等。这些信
念没有严格意义上的好或坏，只是个人信念不同。

《黄帝内经》曰："以恬愉为务，以自得为功。"意思是说，以
恬静快乐为根本，以悠然自得为目的。从个人角度出发，就是自
己高兴就是最好的状态。不管是胖还是瘦，减肥还是不减肥，以自
己的内心为准，有的人即使很瘦了，但是她自己不觉得自己瘦，依
旧不开心；有的人不算瘦甚至有点胖，但她觉得自己可以随心所欲
地吃自己喜欢吃的东西，很开心。所以说，很多事情都是一个心态
问题。

比如电视上曾经报道过一个一米七多的女孩为了取悦心仪的男生而疯狂减肥，一开始是130多斤，后来慢慢减到120斤、100斤、70斤，现在据说只剩下50多斤了。从电视上看，女孩身上完全没有肉，已经非常瘦了，甚至已经成为病态，但听说她还要继续减肥。她说自己就是减肥上瘾，如果一天不去减肥就觉得全身都不舒服。从生理角度来看，这种情况已经很不好了。可是她的内心深处已经失去了自控能力。在我们看来，她完全不需要再减肥，甚至需要增肥。

所以说，与其盲目减肥，不如真诚地接纳自我，给自己一个健康的体魄。

2 过度肥胖的人，
该如何有效地减肥？

身上藏满"游泳圈"，冬季还好说，可是一到夏季就原形毕露，更关键的是肥胖的身体在炎热的夏季特别难受，尤其坐下的时候，褶子里老出汗，请问有什么有效的减肥方法吗？

身体过于肥胖的人，首先就不健康。这种人通常体型大，身上赘肉多，给身体的各个脏腑都带来负担。

这时候，最快的减肥法就是跪膝。

减肥好像和跪膝毫不相干，但身体是整体的，赘肉就像屋里的垃圾一样，一股脑儿地堆在客厅。客厅跟外面没有通道，而现在为了让这满客厅的垃圾有一个流动的过程，必须先把屋里的垃圾搁到楼道，楼道门口有出口，然后从门口扔出去。如果没有出口，这堆垃圾怎么下去？所以得找清洁工把垃圾运走。但是肚子不可能平白无故把这些垃圾清理出去，这些肉得有出口，而要找到出口就得动起来。血液循环负责让垃圾动起来，新鲜的血液充当清洁工。比如说血液来了，然后把堆的肥油消化、分解了，然后通过血液循环，一部分以尿液的形式排出去了，一部分以汗液的形式排出去了，还有一部分变成大便排出去了。别吃得多排得少，那肯定是减不下去的。尤其是肚子上已经有很多赘肉了，必须把这些东西该清理清理，该分解分解。这就用到了腿，一跪膝，血就奔腿而去了，肚子这块就流动起来了，新鲜血液逐渐把这些赘肉消化吸收，然后随着大小便排出去了。当然，前提是你的大小便要通畅。这时候吃东西要稍微节制一点，少吃一点，多排一点，让肚子里运动得快一点。所以说，跪膝法对我们的健康大有裨益，即使足不出户也能锻炼。

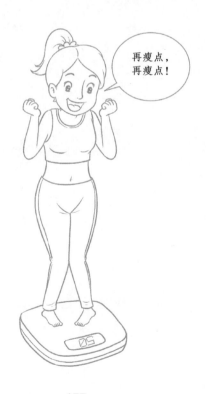

再瘦点，再瘦点！

另外，没事的时候可以多推推肚子，虽然里边够不着，但是经常敲打敲打它，动动，再推推它，里边就开始不自觉地动起来了，动起来以后你再去跪膝，这里边的血液就形成大循环了。血液就是清洁工，就帮你把里边的赘肉分解掉了，清运出去。

就像老年人之所以容易得高血压，就是血液下不到腿上，这么大的压力奔头去了，就上实下虚，脚越来越没劲，血液回流不了，就在腿肚上形成静脉曲张。静脉曲张多先发于小腿，然后膝盖窝、大腿、肚子……所以要引血下行，让它重新流动起来。

3 如何通过养好脾胃
达到美容养颜的效果？

养好脾胃对气血很重要，气血影响着一个人的相貌，那么如何通过养好脾胃达到美容养颜的效果呢？

首先保养是需要长期坚持的。虽然说肺主皮毛，脾主肉，肝主筋，肾主骨，但实际上它们是连在一起的，而不是各自独立分开的。养好脾胃对气血很重要，但并不是说想美容养颜光把肺养好就可以了。皮和肉不能分开，肉和筋不能分开，筋和骨也不能分开。但在讲解的时候，为了方便大家理解，需要分开说谁主什么。所以美容养颜，实际上就是要求你把五脏六腑养好了，自然就容光焕发了。说得具体一点，就是让五脏六腑把血液更多地给肺，给脾，给肝。

朱熹的诗说得好："问渠那得清如许，为有源头活水来。"面部的容颜是五脏六腑健康状况的一个呈现。如果脏腑的气血不够，它就没有多余的气血到面部来。这时候无论是揉肺经还是梳头，都只能动其行而不能护其神。意思就是，即便你揉肺经，总量不够的情况下，你也调动不过来气血。梳头也一样，大河无水小河干，你再怎么使劲梳头，按摩头部，气血也到不了头上。

《黄帝内经》中写道："疏涤五脏，故精自生，形自盛。"疏涤，就是梳理，清洗。"精自生，形自盛"，是身体自动完成的工作。五脏的功能好，这时候你吃什么就能吸收什么，就能造出新鲜的血液来，形体自然就健壮、好看，这叫由内而外。所以说，五脏六腑都得养好，因为它们是共同协调的。

4　吃了睡，睡了吃，不运动，
　　这种人怎么减肥？

有人说要想减肥就得多运动，多锻炼，可是有些人吃了饭之后就想睡觉，不想运动，而且只要一躺下就能睡着，这种人胖起来很难瘦下去，针对他们有什么控制体重的方法吗？

不管要不要减肥，健康是第一位的。一个人整体吃得好，睡得香，起码是一个健康的状态。其实胖瘦的定义不能一概而论，就像唐朝以丰腴为美，不胖就不丰，也就不美。而且很多身材丰腴的人都被人视为富态、有福气，这说明丰腴比瘦骨嶙峋强。

为什么好多人减肥成功了以后好像心情也好起来了？这种人一定非常在乎别人的看法，别人看着他瘦了，他就觉得自己变美了，变帅了。实际上，短期快速的减肥对身体并不好，甚至有害。虽然身形是瘦了，但是精神大多不济。吃得好、睡得好，就没有必要追赶减肥的潮流。而且，突然打破身体的平衡并不见得就是好事。

但是你觉得自己现在稍微有点胖，希望身体再结实一点，所以想去减肥，那没问题。我们可以通过自律达到精进，前提是以身体健康为目的，而不是为了给别人看的那种病态的瘦。人在自律的时候，会有一种成就感，觉得自己能把控自己的心，它是一种荣耀，他愿意这么做。好多人属于不愿意、被逼的那种，就会坚持不下来，因为他没有荣誉感，但是心里又觉得不减肥就抬不起头，于是前五天不吃东西，周六日一顿恶补。越这样做就越容易形成恶性循环，自己对自己一点信心都没有，而且很容易有挫败感，好像不这么做就对不起谁。这种感觉说不清楚，很复杂，就觉得自己应该做点什么，实际上目标是不明确的。

所以我们要以健康为根本，凡是健康的我们就去做，凡是对健康不利的尽量少做。

以瘦为美的时代，
如何让身材更加苗条？

美包括外面的美和内在的美。由内而外透露的美才是最长久的美。光表面美，比如化妆了才美，那不是真的美，而且不会长久。在唐代，以丰腴为美；而在现代，女子以苗条为美。不管哪种美，都无可厚非，但有个前提条件：不能以损害身体为代价。

有的人吃得不少，但不见胖，是为什么呢？脾胃好，吃的东西都变成了血，没有变成脂肪。有的人看着瘦，其实很重，又是为什么呢？吃下去的食物全变成了精气神的血液，最后变成精了，而精是最重的东西，长到骨髓里了，这样骨头才结实。如果吃的东西都是半成品，没有被代谢出去就变成赘肉了，比如说胳膊肘上有蝴蝶袖，肚子上有赘肉，还很松弛，什么原因？气血不足。

所以要想瘦，要想紧致，就得夜里睡好觉，把气血补足了，就能够变瘦。这种瘦是美丽的瘦，而不是表面的那种枯槁的样子。

5 喝凉水也长肉的人，
如何保持好的身材呢？

有的人肠胃吸收非常好，吃什么都长肉，甚至喝凉水都觉得自己能长肉。像这样的人，怎么让自己身材变得好一些呢？

一个人肥胖不光是调理脾胃的事。有相当一部分肥胖者与自身缺乏安全感有很大关系。想吃东西只是外在表现，本质是想填充心理上的缺失。久而久之，吃得多，消化得少，就会造成肥胖。

如果一个人的五脏六腑都顺畅了，即使食欲很旺，吃得很多，他也能完全消化，不会长胖。可见，肥胖的关键是吃的东西不能真正完全消化，而且该吸收的东西也不能完全吸收，结果变成了赘肉。本是营养物质的食物没有经过肠道吸收变成血液，反而只长体重，没长血液，就变成了身体的负担。

所以，要想让自己变苗条，首先得让腹脏功能正常。具体的调理方法有按摩经络、调养脾胃、吃中药等。记住，肥胖不是因为你食欲好，消化能力强，而恰恰相反，是你消化能力弱。

6 唯独肚子很大，
怎么让身材匀称一些？

有的全身都很瘦，唯独肚子很大，严重影响身体的协调性，为什么会这样？出现这种情况，该如何更好地去减肥，让身材匀称一些呢？

全身瘦，肚子却很大，这种情况一般都是脾出了问题。因为肚腹由脾所主，大腹便便，多与体内寒气过重有关。这时候不妨试着艾灸肚子，或是用暖水袋捂肚子。再则就是推腹，如果推不动，感觉里边有硬结，说明里面有淤积。平时少吃一些甜食、烧烤，寒凉、油腻的东西，自然就不容易大肚子了。

另外，肚子大也和脾的运化有关系，平时可以多揉揉小腿脾经。你把腿盘上，小腿内侧摸着的一条骨头叫胫骨，拿大拇指推着胫骨内侧缘往上一捋，顺着骨

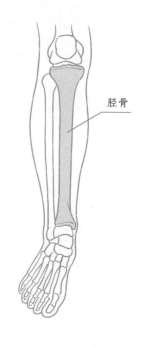

胫骨

185

边，这全是小腿脾经，哪块疼就多揉几下。这块揉通了以后，上面的东西才能够排泄出去，这就是脾的运化。如果这块经络都堵着，就没有动力，也就等于肚子没有清运功能，它不运化，就会在这儿堆积下来。而且你还得注意，不要三天打鱼两天晒网，天天胡吃海喝，体内堆积的比排出去的多，那再揉也不管用。

只有知道问题所在，然后再配合着饮食去调理，才能起到事半功倍的效果。

7 刮痧给人包治百病的感觉，真的有如此神奇疗效？

身边有不少人，只要有个头疼脑热就去刮痧，甚至想美容养颜也去刮痧，似乎刮痧给人包治百病的感觉，真的有如此神奇疗效？

刮痧的神奇并不是这个疗法包治百病，而是它的功效被放大了。实际上刮痧就像挠痒痒，哪里痒就挠哪里，刮痧就是哪里不舒服刮哪里，本质是把黏着在血管壁上的瘀血排出来。比如我们平时要想活血，会吃一些活血的药，但是活血药有个不好的地方，就是它先活你本来不瘀的地方，真正瘀的地方它也到不了，所以吃活血药多了反而容易瘀血。可是刮痧就不会出现这个问题。气血不通畅或是毛细血管有堵塞的地方，刮一下等于帮它把瘀血散开，渗出皮肤，相当于轻微的放血。

实际上，痧不是刮出来的，而是它里边的气血顶出来的。就跟抓痒一样，不是哪块都需要你抓一抓，有的地方根本不需要抓，痒的地方才抓，但一抓你会发现皮肤马上就红了，好像类似要出血的样子，实际上就是出痧。激活人体本身的自愈能力，就是最好、最安全的治疗方法。但是现在刮痧被盲目扩大化了，就是为刮痧而刮痧。比如一个人某个地方疼或是不舒服，就去刮痧，也不知道为什么而刮，只听说刮痧好就去刮了，甚至原本没问题的地方也给刮了一遍，整得刮痧像"包治百病"似的，其实根本不是那么回事。

刮痧的本质是帮助人解决问题，而不是该刮的、不该刮的全都乱刮一通，弄出一副"包治百病"的假象。

8 既"三高"又肥胖人群，如何让自己更加健康？

随着生活水平的逐渐提高，现在的"三高"人群日益增多，而且不少人还超重，面对这些人群，如何调理让他们的身体更加健康呢？

古人都是防病于未然，治未病不治已病，就是采取相应措施，预防疾病发生。所谓"三高"，就是高血压、高血糖、高血脂，这是很多中老年人都要可能面临的问题。为什么我们的脏腑不能把这些多余的油脂清理出去呢？一是现在人们的生活水平提高了，大鱼大肉已经成为很多家庭的餐桌日常必备菜；二是随着生活节奏的加快，很多人忙于工作，无暇锻炼身体。久而久之，身上积累的油脂越来越多，加上熬夜成为一种习惯，还有各种各样的压力聚集到一块，让很多人在不知不觉间就变成了"三高"人群。

面对这种情况，该如何做出改变，让自己的身体更健康呢？这需要我们平常对脏腑进行梳理，也就是没事多推腹，多跪膝，让身体的血液充分流动起来。脏腑经过按摩，不管是打嗝还是放屁，疏通了气血，把体内多余的东西（浊气、浊水、大便、污血等）排出去了，就不用担心"三高"了。否则，这些东西排不出去就会滞留在体内，影响我们身体的健康。

因此，有一句话是要牢记的：脏水永远也洗不干净衣服。如果我们血液不清洁，要想修复脏腑，是永远也修复不好的。所以，要让血液清洁了再去修复脏腑。这样不仅能够降低"三高"发生的频率，而且能够让身体更加健康有型。

9 女性如何通过经络 调理自己的身体？

一些女性身体较弱，容易生病，有什么特别针对女性的经络养生方法吗？

女性要想养生，不妨多搓揉腋下。这个位置对于女性来说容易形成气结，多搓揉这里，可以有效防止乳腺增生问题。从经络图上看，这里有两个重要的穴位，一个是辄筋穴，一个是渊腋穴。按摩它们有排浊养血的作用。

辄筋穴，位于胸外侧区，第4肋间隙中，腋中线前1寸处。

"辄"，古指车箱左右板上端向外翻出的平板，其作用是防止车轮之泥水的飞溅，这里指胆经气血在此的变化为冷降下行。"筋"，肝胆所主的风气也，这里指穴内气血为水湿风气。辄筋名意指胆经的湿冷水气在此吸湿后冷降归地。渊腋穴传来的湿冷水气，至本穴后，因散热吸湿而从天部降至地部，气血的变化如同飞溅的泥水被挡下一般，故名辄筋。

渊腋，位于人体侧胸部，举臂，当腋中线上，腋下3寸，第4肋间隙中。渊腋。"渊"，深渊也。"腋"，指穴位所在的部位为腋部。渊腋名意指胆经的地部经水在此循胸侧肋部从上落下。本穴内物质为肩井穴溢流而至的地部经水，至本穴后，水液在地球重力场的作用下由胸侧上部直落腰侧下部，经水如同落入无底深渊一般，故名渊腋。

渊腋穴主要能治疗胸满、上肢麻痹、肋痛、腋下肿、臂痛不举等。经常按摩渊腋，可以宽胸止痛、清热降逆、消肿通径、化痰散结。女性胸部有硬块或者疼痛，可以先用掌心揉渊腋穴来缓解，然后手指并拢，进行搓揉。尤其，哪里疼痛就搓揉哪里。揉揉以后就觉得心里就舒服了。实际上这块再往腋下旁边还有一个大包穴，这是脾经的络血。揉大包穴可以通调血脉。所以胳肢窝这个地方，对于女士来讲没事多揉一揉，把觉得有硬结的地方给它揉散了，痛的地方给它揉到不痛，是一个非常不错的养生法。

中医认为辄筋穴具有降逆平喘、疏肝和胃、理气止痛的功效，主治腋肿、胸肋痛、肩臂痛、胃炎、呕吐、吞酸、喘息、腋下淋巴结炎、肋间神经痛、四肢痉挛抽搐等症。

辄筋穴的作用首先是护着你的筋，让你的筋通，筋是生血的。针对女性来说，渊腋穴和辄筋穴统属胆经要穴，离乳房很近。乳房毒素必经胆经排出。经络不通，毒素不排，是乳腺增生的罪魁祸首。因此，打通渊腋穴和辄筋穴对治疗乳腺增生非常有帮助。

其次，辄筋的作用是抵御脏东西进来。女子因为一些事气郁的时候，气就容易结在辄筋穴和渊腋穴这两个穴位，它们都是胆经上

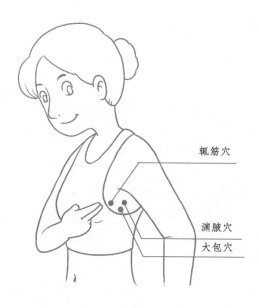

辄筋穴

渊腋穴

大包穴

的穴位，胆经上通头，下通脚的外侧面，它是上下贯通的。如果是在半路上出现问题，它就上下都不通了。头痛的病、妇科的病，其实都是在半路上就堵塞住了。所以这两个穴位是交通要道，尤其针对女性的健康更为重要，可以抽空多按摩按摩。

10 经络按摩的时候，
是否男女有别呢？

我们为了让自己没有病痛，或者让自己的身体更加健康，经常进行身体按摩。那么，男女性别不同，按摩的手法是否也不相同呢？

首先，人体的经络，男女都一样。但是，个人之间有差异。所以，不光是男女有别，就是男人与男人、女人与女人之间也有别。就像有的人是寒性体质，有的人是热性体质，都不一样。

其次，要考虑人的精神状态。这需要医患双方进行良好的沟通，视其脉，观其志。比如病人现在是虚弱状态还是病正在发展，都得问清楚了。不能说病人咳嗽，就直接开治疗咳嗽的药，而要看他咳到什么程度，精神状态如何？也就是说，只有真正了解病人的情况，才能对症下药。

因此，同样的病症，不同的人治疗的方法也不同。每个人对自己的身体都应该有个清醒的认识，平时哪些部位容易出现问题，那就有目的或是重点地保养哪些部位。比如一个人的心脏不好，有时候不一定非得去医院拍了片子才知道哪里有问题，它可能十年，甚至二十年以后才会发展到需要医疗救治的地步，但自己早在病变之前就已经预先感知到了。

我们人体的有些病症当时没有发出来，不代表不存在了，也可能是隐藏起来不发了。通常一个人气血弱的时候，它就不爱发。你想：这都弱得没有精力，身体还怎么能进行清除垃圾这种更深一层的东西？这时候反而相安无事了。

现实生活中确实有些人明明病得一塌糊涂却还自我感觉良好。这种情况属于对外界的感知能力下降了。

11 经常生气，导致生病，
　　该怎么调理？

　　我们身边总有这样的人，动不动就生气，结果导致疾病缠身，针对这种人该怎么调理，才能让身体更加健康？

　　因为生气导致生病，属于气机紊乱。气为血之帅，如果气很通畅，血液就会顺畅；反之，如果有气结或者气乱了，血液就会乱走。血液一旦乱走就不能顺畅地到达末梢。末梢缺血的时候就会拘挛，还会疼痛。比如你这时候浇凉水了，血湿热，可以御寒，如果你没血，这寒气就进来了，然后手就会肿痛，或者关节出问题，等等。这都是气不顺在作祟。有时候血液能流通但并不顺畅，到达末梢的时候也会痛或者胀，或者是麻木，有时候连麻感都没有，说明连气过不去了。此时，更容易受外伤，要懂得自我保护。

　　可见，最主要的问题就是气能过去，把血带回来。现在气都堵在胸口上了，被截住了，人能不生病吗？但是有的人性格使然，就是容易生气，这时候赶紧把气放出去就好了。

排气的方法有两种：

一是打嗝。气由口出，从上面出来就是打嗝，你看老爱生病的，就是出口堵住了。如果不打嗝，就容易头晕；如果打嗝，头就不容易晕。因为这个浊气出不来，就会上头，头就会晕。

二是放屁。如果你腹中的气通过大大小小的屁放出去了，你就是想腹胀也胀不了。所以，放屁也是排气的一个重要通道。

当然，不管是打嗝还是放屁都不能随心所欲，但是我们可以借助推腹来实现上面两种排气。先推腹，然后敲肚子，一敲一震动，打嗝最容易。而腹往下一推，放屁了，肚子里不积气了。这个气开始积攒在腹中，肠道里边，还好出去。气太多了，在脏腑内到处存着，存在血管里面的气会随着血液一起走，比如有的人一到下午或者晚上，腿就胀得不行，有的人是头胀。胀就是气有余，就是气乱跑，气本来应该顺畅地走，但是它没地儿走了，气太多了，又不能打嗝、放屁排出去，在里边截住了。这时候再有点外来的情绪，又产生新的气，这时候就要气炸了。这个气一开始没什么事，但是气滞则血瘀，就会造成瘀血了。瘀血时间长了就会长东西。百病从气生，或者有人说你这个病是从气上得的，所以一定要把气放出去。

如果打嗝、放屁还不过瘾，体力允许的话，还可以试试快走、慢跑，只要出汗就行。出汗时毛孔打开，相当于开窗通风，把气散出去。还有长期压抑的人，就得让他痛哭，最好是号啕大哭，鼻涕眼泪全下来，这也是排气。而且痛哭排的气是深层的气，所以"一哭解千愁"，能去百病。

12　怎么让人的皮肤
看起来健康有光泽？

古语有云"女为悦己者容"，现代人越来越注重自己的外貌。那么，作为现代人怎么去保养，能让自己的皮肤看起来健康有光泽？

大家在关注自己的皮肤的时候，往往只看到自己的气色不好了，有黑眼圈，长皱纹，却忽视了背后的因素。要知道，表面的东西都不能长久，最终还是要从根本上解决问题。若是放任不管，随着人体的逐渐衰老，皮肤问题会越来越严重。比如，当你脸上的皮肤不好的时候，你的脖子、肚子、胳膊等皮肤也不是很光滑、很细嫩。人体要衰老是整体衰老，要松弛是整体松弛。所以，对于皮肤问题，我们要从全局、从整体来看。那么，到底如何做才能让自己的皮肤看起来更白嫩、更健康呢？

第一，睡好觉。熬夜是导致人衰老的一个重要因素。年轻人偶尔熬夜或是经常熬夜，觉得没什么，第二天照样可以精神抖擞地去学习、去工作，但当你到三四十岁以后再经常熬夜的话，你就会

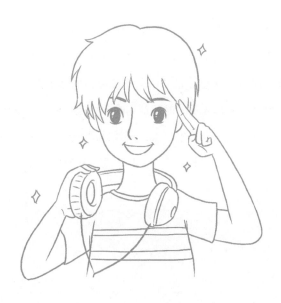

有种力不从心的感觉了。究其原因，我们的身体随着年龄的增长也在逐渐衰老。当年龄渐长以后，你若是还保持着年轻时的熬夜习惯，身体就会向你发出警示，轻则脸色变差，重则长各种皱纹，加速衰老。

第二，保养五脏。要想皮肤好，衰老得慢，就得注重保养。这里的保养不是说让你抹多昂贵的化妆品，而是让你保养五脏。比如说脾主肉，肉松弛了，就把脾健好。肝主筋，筋松了，人就没了柔韧性，皮肤也会丧失弹性。而且肝有解毒功能，人体肝的解毒功能弱了，脸色就不好，就像蒙上一层灰尘一样比较暗淡。心主血脉，如果血脉不好，脸色就苍白，或者发灰色，不是很红润。肺主皮毛，皮肤是不是紧致、有光泽，毛孔是不是粗大，这些都与肺气有关系。

第三，注重养生。说到养生，很多人会说，多喝热水，穿好秋裤，不要熬夜，枸杞随身带……这些方法在不同的时间段都切实可行。养生应该是在排除自己一些不良习惯的基础上，让自己舒服、不累。但是如果把大量的时间都用在养生上，做任何事情之前都先求证一下是不是符合养生要求，那就适得其反了。知止则不殆，按照天时地利人和的节律去走，更利于真正的养生。

13　女性脸色发黄、粗糙、暗淡无光，怎么改变？

面子问题是第一问题。我只有20多岁，似乎已经老了，脸色发黄、粗糙、暗淡无光，感觉和身边五六十岁的大妈的皮肤一般，甚至还不如她们的皮肤，这严重影响到我的工作、学习和社交，请问有什么办法急救吗？

爱美是人的天性，如果一个人的脸上出现问题，说明脏腑早就受到损害了。这一点在《黄帝内经》中有过论述："五七，阳明脉衰，面始焦，发始堕。"意思是说，女人35岁时面容开始憔悴，头发开始脱落。种种衰老的迹象都是因为阳明脉开始虚弱、衰竭了。"阳明脉"指的就是脾胃之经，而女人变老就是从脾气虚弱开始的。比如血是新鲜血液，到面部是粉红的；血是污浊的血液，到面部就是蜡黄的、灰暗的。所以血要清洁，面色才好，才有光泽。而胃主血所伤病，所以调养脾胃是关键。

简单的调理脾胃的方法，就是经常推腹，因为腹部容易淤积。还有虚寒体质的人，一定要少吃寒凉的东西，否则代谢不好，就会阻挡其他营养的吸收，使食物不生精而生痰。至于日常健脾的饮食，可以吃点容易消化吸收的白菜、萝卜、山药、土豆等接地气的食物。只有吃得好了，面色才能红润。

第八章

只有四季养生
才能四季健康

1 "春困"这背后是
什么原理呢？

我们经常说"春困秋乏"，那么，"春困"这背后有着怎么样的原理？如何在春季正确养生？

春天是生发的季节，这个生发是气也上来了，血也上来了。冬天是储备能量的季节，如果你把冬天的能量储备好了，春天就是最有力量的时候。如果冬天没养好，肝血不足，血上不来，气上来了，春天必将痿厥、软弱无力、没劲儿，还觉得冷，怕冷就是阳气不够。而且气上来了跟血不一块走，气就是浊气，所以没有血供应头，头就晕。春天容易犯的这种眩晕症，就是春困。

春困是一种自我保护，自我修复。春天原本应该晚睡早起，但是你起不来，多睡会儿也无妨，也不是说人非得早起。精力旺盛的人，他早起更有能量，是给他的助力。你没有能量，冬天没储备好，还非得早起去跑步，反而会生病。

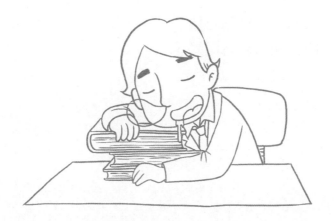

　　所以，春困不一定就不好，反而可以借助春天的生发之力，把原来没补足的东西补上。我们多次提到，春天补的是肝血，所以春天能多睡觉也挺好。冬天补的是肾精，肾精没补上，能把肝血补好了，也可以为夏天做好准备。

2 在春季养生的时候，
应该注意哪些问题呢？

立春以后，春天就正式来临了，想问一下春季养生需要注意哪些问题？

《黄帝内经》讲养生的时候，说得比较正统，说养生从生到长，到收，到藏，是一个循环的过程。寒冷的冬天已经过去，温暖的春天已经到来，春天讲究生发，就是把冬天储存的东西发出来，就像小树长新芽一样。春天万物为荣，一切都在向上升腾，这时候可以调精神。说到这里，又说回睡觉。俗话说，一年之计在于春，一天之计在于晨。冬天睡觉讲究早睡早起，春天睡觉讲究晚睡早起。当然，不管晚睡早睡，都要睡足睡够，这样精神才会好，白天才有精神做事。

在《黄帝内经》里，睡觉就是天补，身体需要休息的时候不用非得做点什么准备，吃点什么东西，直接睡觉就好。所以很多人生病的时候，医嘱多是与休息有关。

古人春季养生，除了睡好觉，还讲究早起。早起的时候可以广步于庭，就是早上起来散散步。古人把头发盘在头上，不管男的女的，拿个簪子一别，有点拘束的意思。散步的时候，披发缓行，就是把头发散开，让你身心放松。

同时，《黄帝内经》中主张，春季养生还应注意"生而勿杀，予而勿夺，赏而勿罚，此春气之应，养生之道也"。其意指到了春天，人应该常怀悲悯之心，勿起杀念。因为春天折一枝花，秋天就会少收一个果。这时还要尽可能地多给予，不要掠夺；多奖赏，不要惩罚，这是春季的养生之道，同时也代表了一种人生态度。

所以说，春天养生要应时而养，养心、养身、养情怀。不该生的气，少生或不生。不该吵的架，尽量不吵。其中最养的是肝，最伤的也是肝。伤肝就是夏生寒便。到夏天，本应火气正足，精力正旺，夏生寒便，就没大火力了，人家怕热，你怕冷，全因火力不足。所以，借着春天的天时把肝养得强壮非常重要。

肝者，干也，就是干事儿的。你想精力充沛，体力充足，气血旺盛就靠肝。所以肝是一个干将，为将军之官。想要有所成就，想要出人头地，肝就必须得好。因为肝是人体的一个宝藏，它是藏血的。目得血则能视，足得血则能步，掌得血则能握，指受血能摄。

所以，春季养生重在养肝。

为什么叫春夏养阳，秋冬养阴？

养阳就是养心脏和肝脏，要动，阳以动为养，阴以静为养。所以秋天养肺，冬天养肾，冬天要少折腾，要静下来。

但有些人的体质特别寒凉，冬天的时候无法医治，只能等到夏天。因为夏天炎热的天气有助于把体内的寒凉发出来，所以要冬病夏治。

3 年轻人在夏季
应该怎么更好地养生？

说到夏季养生，我们首先想到的就是一帮年轻人，晚上在路边摊喝啤酒撸串，这样看似很爽，却在不知不觉中对健康造成了伤害。那么，作为年轻人在夏季应该怎么更好地养生？

《黄帝内经》曰："夏三月，此谓蕃秀，天地气交，万物华实。夜卧早起，无厌于日，使志无怒，使华英成秀，使气得泄，若所爱在外。此夏气之应，养长之道也。逆之则伤心，秋为痎疟，奉收者少，冬至重病。"

夏三月是指"立夏"到"立秋"前这三个月。春天开花，到了夏天则是枝叶茂密，老树上出现了新枝。有的植物开花受精后，开始孕育果实了。

春天"天地俱生"，地气都往上走，升到天上凝不成雨，只凝成了云，所以有"春雨贵如油"的说法；而到了夏天，地气上升为云，天气下降为雨，一升一降，这种交流就开始了。一到夏天，有开花的植物，也有开始结果的植物。像早春开得很早的杏花，到夏天就没了，但结了果。夏至前后，杏就黄了，我们就能吃到杏了。这个时候比春天光开花那会儿更殷实，所以叫"万物华实"。

在夏天要根据天地的变化来调整作息时间，"夜卧早起"，可以晚点睡，早点起，因为这会儿昼长夜短。"无厌于日"，就是说在夏天这么激烈、奔放的时候，不要讨厌太阳。

其实，夏天本来就应该热。植物要华而实，想孕好果子，必须要在夏天受热才行，否则成熟不了。人的生理发育跟自然是同步的，如果光有秋收、冬藏、春生，没有夏天的热，很多人的生理功能就会受影响。

我们的身体对各种营养物质，比如说钙、维生素D的吸收，都是需要光照的。可是我们到了夏天，却怕热，想尽办法去躲太阳。人的身体是冬暖夏凉的。在冬天，你摸上去热乎乎的；到夏天就自动降温，是凉的。因为我们人体有一套自我平衡的系统，比如你感觉冷了，身体会通过抖动来振奋体内的阳气，使自己热乎起来。但是在夏天，不去从根本上"鼓励"自己的肾水来平抑心火，反而通过喝冰水、吹空调来降火，结果把自己的感官给麻痹掉了，最后在不"知"不"觉"中被病邪侵害了。

我们常说"怒伤肝"，可见怒是要伤自己的。如果已经怒了怎么办？要找合适的场合，把它发出去，绝对不要去制怒，把心中的那股气压在那儿。人身上的能量是守恒的，生气了，你要不把它转化出去，那口气永远就在那儿。刚开始是无形的一口气，慢慢地它会再结合身体里的其他"隐形杀手"，比如痰、瘀血等，时间一长，就变成有形的了。

很多人生气以后的习惯就是吃东西，我建议大家这时千万别吃。我们知道肝气是往上走的，所以有个成语叫"怒发冲冠"。吃东西是往下咽的，而足阳明胃经是从头往脚上走的，所以一个往上顶，一个往下压。而气本来是无形的能量，但是加上你吃进去的东西后，就变成有形的了，所以生气的时候去吃东西，会形成很难化解的郁气。有句话叫"吃饭不生气，生气不吃饭"。

可见，夏季养生重在养情志。其中"使气得泄"，意思是说，心中有不平或是郁闷之气，可以排出去。一种排法是通过代谢把体内的污浊排出去；一种是把能量用到能用的地方去。

春天对应的是肝，夏天对应的是心，这里的"心"除了指我们的心脏，还包括我们的情绪、情感。到了夏季，心气随着天气的变化也变得很足、很旺，愿意把爱表达出来，故而是"若所爱在外"。

实际上，养生就应该跟着气候走，这叫"应"。春天是发芽的季节，夏天就是疯狂生长、孕育果实的季节。这跟我们人类一样，如果没有经过快速生长的阶段，就有可能发育不好，就可能出现抑郁症、躁狂症，包括一些心脏疾病。这就是"此夏气之应，养长之道也"。

"逆之则伤心，秋为痎疟，奉收者少，冬至重病。"夏天本来应该热，你非得逆着它，就容易伤了自己的心气。这就导致到了秋天容易得一种病——疟疾，一会儿冷一会儿热的。其实，这是伏寒在身体里发散不出来的缘故。秋天的时候，没有果实可以收获，所以就"奉收者少，冬至重病"。

所以说，夏天的时候不可贪凉，多喝温热的水，少吃冰镇的食物。睡觉的时候，要盖好肚子。

211

4 夏季女性养生
应该注意哪些事项呢？

夏季是女性既渴望又犯怵的季节。渴望夏季来临是因为可以穿着漂亮的裙子，而犯怵的就是流汗会花了自己的妆容。其实，这些都是次要的。只要有健康的身体，无论哪个季节都可以展示自己的魅力。那么，针对女性来说夏季养生要注意哪些事项呢？

中医理论认为，夏季养生重在养"心"。这里的"心"指包括心脏在内的整个神经系统及心理精神因素。夏季天热，气候干燥，昼长夜短，五行属火，对应的是脏腑为"心"。可见，夏季养心并非没有道理。

怎么养心呢？

我们首先想到的就是心静自然凉。所以，我们可以听一些舒缓的音乐，着急上火的事情，别着急去办，让自己冷静几分钟，让自己内心平静下来，使心脏得到休息。

夏季阳气旺盛，阴气开始滋长。在这个季节养生一方面要保护阳气，但也要提防阳气过旺出现上火的情况；另外一方面要滋阴调息，养护心脏。

夏季天热人体容易出汗，而汗为心之液，出汗过多容易损伤心阴，应以减少运动量，少出汗为宜。另外，应注意及时补充水分，必要时还可服用口服液补盐。

夏季炎热容易使人产生烦躁的情绪，而中医认为心主神明，因此必要时可服用一些宁心养心的中药，例如酸枣仁、炙远志等。降低交感神经的兴奋性、减缓新陈代谢、减轻燥热感，进而达到情绪舒缓的效果。当然，更关键的一点就是我们应该以积极而愉悦的心态积极面对每一天。心态好再酷暑的夏季也对你无可奈何。

另外，夏季昼长夜短，要保证充足的睡眠时间。最好能够保证每天8小时的睡眠时间。应晚睡早起，顺应自然界阳盛阴虚的变化。不要刷手机而忘记睡觉，这样会对身体造成极大的伤害。每天中午保障1小时的午休时间。最好能够躺着睡午觉，趴着睡觉、坐着睡觉都难以达到真正午休的效果。

夏季也是肠胃病高发季，尽量减少食用高热量、油腻的食物，多吃一些清淡的食物，比如，萝卜、苦瓜、西红柿等，这样对减少肠胃病大有好处。

5 为什么说秋季养生的
关键是养好肺部？

说到秋季养生，更多的人想到的是这两个词：秋困和秋膘。其实，秋季是养肺的最佳时节。那么，具体该如何在秋季养肺呢？

秋季养生的核心就是养肺。这说起来很容易，但是做起来还是有难度的。那么，到底如何在秋季养好肺呢？

当我们的身体很健康，内在的身体机能没有毛病时，肺部是很少生病的。除非有外来力量的"迫害"，那什么是外来的力量呢？外来的力量就是外界来的寒气。我们呼吸的时候，自然会将空气中的寒气吸入肺部，但吸入肺部的寒气没有及时地排出体外，这个时候就可能伤害到肺部。所以，我们要想保护肺部，就得杜绝寒气侵入我们的身体。

常言道，内因是事物发展的决定因素，外因影响内因，但不可能决定内因。同样的道理，伤害肺部的内因就是肝火，因此，全力消灭肝火才可以很好地养肺。

秋季正是肺的脏气最旺、功能最强大的时候，所以抓住这个季节养肺往往能够达到事半功倍的效果。从中医理论上来说，肺主要有两大功能：一是宣发；二是肃降。何为宣发呢？说白了就是通过发汗、咳嗽、流鼻涕表现出来。何为肃降呢？其实，肃降功能主要有两种表现形式：一是通调水道，下输膀胱；二是推动肠道，排泄糟粕。但是肃降的功能还有它的特殊性，也就是它的功能在正常的时候，我们根本看不到它对我们人体的作用和意义，可以用可有可无来形容。但是，一旦它的功能出现问题的时候，我们很快就看到

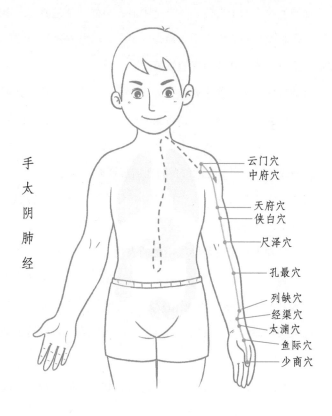

手太阴肺经

云门穴
中府穴

天府穴
侠白穴

尺泽穴

孔最穴

列缺穴
经渠穴
太渊穴
鱼际穴
少商穴

215

它对我们人体的作用和意义是多么的重大，此刻我们可以用缺它不可来形容。比如我在前面讲到的便秘、排尿困难等，其实都是肃降功能出现问题导致的后果。

那么，当肺的功能出现问题的时候应该怎么办呢？

我们首要做的就是补中气。为什么要补中气呢？因为肺功能的力量就来自中气，只有补了中气才能让肺的功能重新恢复活力。比如参苓白术丸、补中益气丸等，对健脾补肺，补给中气有良好的效果。

肺经上面有两个穴位：一个是中府；另外一个是原穴。中府是中气的聚集地，而原穴是中气最强的地方。经常对这两个穴位进行按摩、艾灸都能达到补中气的效果。

对肺造成最大的伤害是来自外界的寒气。当然，我们也不能忽视内部的伤害。内部最大的伤害是肝火。当然，如果肝火能够及时消解，也就不会对肺造成多大的伤害了。另外，如果平时多按摩肝经的太冲穴和行间穴，也能够及时地消解肝火。

有的人无论是春夏秋冬，即便是艳阳高照，也觉得特别冷。要么哆哆嗦嗦，蜷缩成一团，要么就是穿着很厚的衣服，夏季也不忘穿秋裤，这种人其实就是肺气不足的表现。《类证治裁·喘症论治》中提到"肺为气之主，肾为气之根，肺主出气，肾主纳气，阴阳相交，呼吸乃和"。可见，要想治疗这种情况最好从调理肾开始。比如，经常艾灸命门穴、俞穴、关元穴、太溪穴等，可以达到补肺气的作用。

我们身边经常有这样的人，虽然肝火很旺，脾气很大，但能够

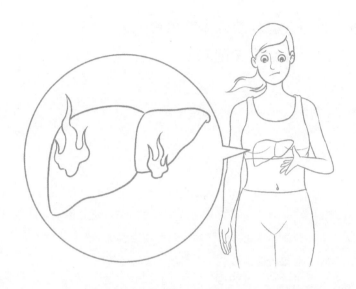

控制自己。并不是说这些人肺部各方面都很健康，恰恰这些人会经常胸闷，似乎喘气都有困难。那么，怎么解决这一问题呢？按摩尺泽穴。尺泽穴为肺经合穴，经常按摩可使肺气不积攒于胸中，还有平衡肝火的效果。经常按摩尺泽穴有助于缓解高血压、哮喘症等疾病。

由于，每个人的体质不同，采取的秋季养肺之法也是不尽相同的，自己觉得怎样调理身体最舒服，就用怎样的方法调理。

6 为什么说秋季养生营养要均衡，水分补给很关键？

病从口入，这是我们经常挂在嘴边的一句话。不仅说明了绝大多数疾病的传播途径，同时也说明了一个问题：健康是吃出来的。那么秋季我们怎么养生，才能够有一个健康的身体呢？

秋季的时候天气逐渐转凉，气候变得干燥起来，也是一年中养生最好的时节之一。那么，秋季养生具体养什么呢？从精神层面来讲秋季养生主要养的是情志。

秋季是收获的季节，那么，我们在生活饮食方面应该多补给哪些食物呢？可以多食一些苹果、葡萄干、芹菜等，因为这些食物都含有丰富的纤维素，无论是对肺，还是对身体其他机能的恢复都有很好的效果。当然，还可以吃一些核桃，还有金枪鱼等，因为这些食物里面含有丰富的氨基酸，不仅对脑细胞的发育有促进作用，更关键的是还有清醒大脑之效，防止我们在工作和学习中出现"秋困"。

现在很多人为了保持身材，减肥少吃饭，甚至不吃饭，这都是不可取的。为了健康的身体，我们不仅要吃饭，更要科学地吃饭。早餐是一天中的第一顿饭，尤为重要。吃好早餐，可以让我们拥有元气满满的一天。否则，接下来的一天我们缺少营养供给，身体各种机能运转缓慢，必然没有充沛的精力去工作和学习。有关研究表明，如果早餐吃得太少，或者不吃早餐，体内分泌的应急激素也会相应减少，这对人的身体是极为有害的。

从健康的角度出发，人至少每隔四个小时就餐一次，方能达到身体所需要的营养供给。在吃饭的时候，坚决杜绝暴饮暴食，有些人觉得我早晨没有吃早饭，可以通过午餐，甚至晚餐狠狠补回来，这样的恶补是无济于事的，甚至还会对健康造成危害。有些人肥胖，就是因为早餐不吃，午饭简单吃一点，到了晚餐有充足的时间，认真烹调，做一些高营养、高热量、高蛋白的食物，甚至晚餐喝酒撸串，或者一个晚上赶好几个饭局，加上晚上运动量很少，消化功能放缓，最终导致吃进去的食物没有消化就变成了腰间的"呼啦圈"。

我们经常说的"秋困"，其中一个主要的原因就是营养不均衡，比如暴饮暴食，在消化这些食物的时候就要更多的能量，或者一天只吃一顿饭，我们身体本身的能量由于食物供给减少，使得身体能量有限，还得分派一些能量到工作和学习之中，这样我们的身体能量一减再减，导致我们不仅精力难以集中，而且感觉到很疲惫，使得"秋困"更加严重。所以，秋季养生给身体提供丰富的能量是关键的。当然，无论哪个季节养生保证身体丰富的能量都是首要的，这是健康的保障。

秋季气候日渐干燥，我们也要保证身体内有充足的水分。比如多喝汤，多喝粥，也可以通过多食水果来给身体补充水分。可能很多人不清楚什么时候需要补充水分，具体补给多少水分合适。其实，绝对不能感觉到口渴了再补充水分。口渴说明身体已经严重缺水了，并且向你身体提出了"抗议"。人体每天需要补充的水量在2000毫升左右。如果食用了很多的蔬菜水果，那么可以适当减少补给水分，因为蔬菜水果当中的含水量很高。如果你由于工作或者学习太投入经常忘记喝水，那么，不妨设置一个闹铃来提醒自己喝水。

网上有人提问：一个人没有食物可以活多少天？没有水可以活多少天？我看网友更赞同的答案是：没有食物人可以活3周；没有水人仅可活3天。这说明与食物相比，人更不可缺水。所以，秋季要想身体健康，不妨从补充水分开始。

7 冬季养生讲究"冬藏"，"藏"的是什么？

我们常说"春生夏长，秋收冬藏"。那么，"冬藏"它到底"藏"的是什么？"藏"就意味着待在家里不出门吗？还是有一些其他特别的说法呢？

《黄帝内经》中有一部分提到"四气调神大论"，"四气"指的就是四季，四季可用来调神。"神"就是所主，这个季节什么脏腑所主。如冬天脏腑就是肾脏所主，所以冬天我们主要就是调肾。关于调肾，《黄帝内经》说得既简单，又清晰，也很全面，就是"冬三月，此谓闭藏"。具体来说，就是封闭起来，隐藏起来，像熊钻进树洞里边冬眠一般，蓄养精神。

其实它强调的就是多睡觉，所以人们常说"睡不醒的冬三月"实际上是很有道理的。但现在人工作很忙，想睡也睡不了，所以就需要多补觉，困了你就睡，尤其周末多补补觉。

现在熬夜的人很多，总觉得晚上的时光很美好，很安静，灵感也多，而且精神很足，不困不想睡觉。《黄帝内经》上说，冬季养生在起居方面，强调"早卧晚起，必待日光"。古人睡觉本来就早，遵循日出而作，日落而息。一看天黑了就睡觉了，白天一定要等阳光出来的时候再起来劳作。

那么，在情志上怎么调养呢？情志上重在"调神"，就是调精神。《黄帝内经》中说"使志若伏若匿，若有私意，若已有得"，"若伏若匿"就是情志得藏起来，得卧薪尝胆，暗使劲，储备能量，以便为来年春天的生发做好准备。"若伏若匿，若有私意"，就是说自己储存能量是自己的事，跟别人没什么关系。自己默默奋进，自强不息，有朝一日一鸣惊人，在草木皆枯的冬天就靠储备的这些能量度日了。"若已有得"是说虽然我现在什么都没得着，但是我就像在冬天酿酒一样，已经开始行动，相信来年酒酿好了后，自然是佳酿。就像把种子给播下，等来年收获就好。所以，"冬藏"就是从情志和生活作息这两方面入手。

另外，到了冬天，很多人爱锻炼，但是最好别出大汗。出大汗等于把毛孔打开了，阳气就散出去了，"冬藏"没有藏住，那么来年春天就会得痿厥的病。"痿"，就是浑身无力；"厥"，就是从四肢上开始冷。厥冷，是从身体里边发出来的冷，不是外边来的冷，总体感觉就是浑身又冷又无力，其实就是没有储藏好能量。

我们冬天最适合进补的就是肾。这里有一个简单的判断方法。如果你脚热就得补肾；如果你脚冰凉就得多睡觉。

我们可以通过饮食来实现"冬藏"。可以每天吃点补肾的食物，能不能补上要先过脾胃这一关。吃的食物只有脾胃接纳了，吸收了，变成了营养才能补到肾。如果脾胃不好，你吃完了以后，不但没补上肾，还长好多赘肉，然后你一熬夜还会起好多痘痘，不但没有补进去，反而还成了一种毒素。所以，冬天补肾要根据体质进补。比如有人体质寒凉，那就多喝点羊肉浓汤；如果体质热，那就吃点凉的东西，比如梨等，也是完全可以的。

有朋友也许就疑惑了，到底如何判断自己的体质偏热还是偏寒凉？

其实很好区分。经常喜欢吃凉东西的人，就是热性体质。这种人就没有必要泡脚做足疗了。而那些体质偏寒凉的人，则要多做点与热有关的事情。

哪一种运动方法更加适合冬季健身？

《黄帝内经》曰："冬不按跷。"意思是说，冬天不要做过于剧烈的运动。

跪膝法、推腹、金鸡独立等温和的运动正好适合冬季练习。推腹就是往下走，就是清理肠胃，调理五脏。跪膝就是把阳气升腾起来，让你的精神充足。尤其那些火大的人、燥的人多推推腹。那些阳气不足的人多跪跪膝。有好多人脚一凉，头就痛，这属于上热下寒，下面越冷，上面越热，下面的寒气把上面的热气逼到头上去了，从而导致头晕头痛。这么一跪膝，把气血引到腿上，脚也温热了，然后头不痛了，也不晕了。

8 冬季养生是养哪些脏器？
如何养效果更佳？

中医特别讲究顺时养生，顺气养生。听说不同的脏器有不同的养生规律。那么，冬天应该注重养哪些脏器？如何养效果更佳？

冬天养生讲究一个"藏"，谁是封"藏"之本？就是肾，所以冬天养生就是养肾。虽然肾气当令肾所主，但是脾也参与，两者共同完成补身体的作用。所以冬天除了补肾以外，还要健脾。从食疗上看，大家可以吃点羊肉，补心又补肾，还能活血通脉。但是光吃羊肉效果有限，还需要加点辅助的食材，比如像白萝卜，可以让吃完的羊肉在体内更好地消化。因此，要补肾一定要健脾，否则吃的东西不消化，滞塞在肠胃，也就补不到哪儿去。

其实冬天补肾，主要补肾精。《黄帝内经》中特别强调肾气要足，因为肾气决定一个人的整体寿命。比如，文中言："女子七岁，肾气盛，齿更发长；二七而天癸至，任脉通，太冲脉盛，月事以时下，故有子；三七，肾气平均，故真牙生而长极；四七，筋骨坚，发长极，身体盛壮；五七，阳明脉衰，面始焦，发始堕；六七，三阳脉衰于上，面皆焦，发始白；七七，任脉虚，太冲脉衰少，天癸竭，地道不通，故形坏而无子也。"

"丈夫八岁，肾气实，发长齿更；二八，肾气盛，天癸至，精气溢泻，阴阳和，故能有子；三八，肾气平均，筋骨劲强，故真牙生而长极；四八，筋骨隆盛，肌肉满壮；五八，肾气衰，发堕齿槁；六八，阳气衰竭于上，面焦，发鬓颁白；七八，肝气衰，筋不能动，天癸竭，精少，肾脏衰，形体皆极；八八，则齿发去。肾者主水，受五脏六腑之精而藏之，故五脏盛，乃能泻。今五脏皆衰，筋骨解堕，天癸尽矣。故发鬓白，身体重，行步不正，而无子耳。"

以上论断，揭示了生死的根本原因，就是肾气的盛衰，肾气盛则生，肾气衰则死。可是，身边也不乏百岁老人者，这是什么缘故呢？

对此，《黄帝内经》又曰："此其天寿过度，气脉常通，而肾气有余也。"意思是说，上天给的寿数超过了限度，肾精的气脉通畅，肾气有余也。但是这种人毕竟是少数，只要我们学会养生之道，就能"老者复壮，壮者益治"。

9 每到换季时总是胃痛，
怎么去防治？

有的人身体特别敏感，每到换季的时候就胃痛，请问除了提前预防，还有其他什么方法可以治疗换季胃痛的毛病吗？

着凉就胃痛，说明身体怕凉，那就尽量别着凉。一个人身体本来就凉，再受凉就受不了了，所以"寒者热之，热者寒之"。不受凉，没有激发胃痛的东西，它暂时过得去，可能就不会发作。所以寒性体质的人，切记不能让胃受寒，不吃冰镇寒凉的东西。这里有个日常简单的保健手法，就是经常把手搓热了，捂肚子，然后吃温热一点的食物，这样自然就不会总是胃痛了。如果想进一步改善体质，可以艾灸，这对寒凉体质是最有效的。至于怎么灸，灸多久，因人而异。灸就是持续不断地加热，因为体内寒气重，通过灸把寒驱走，让身体处于温暖平和的状态，这时候再来点凉的你就能扛得住，就没有额外的损伤。

其实犯病都是额外的损伤，如果我们的身体能承受得住，比如稍微吹点凉风，稍微有点头疼，不会觉得有太大问题，但是有时候你根本就受不住，本身到临界点了，已经非常寒凉了，再受点寒，就被诱发出来了。这时候可以早做准备，让有寒的地方暖起来。

但是每年换季的时候，仍然有很多人生病，就是临界点把握得不好。换季时，主导的脏腑也在变化，像春天肝所主，夏天心所主，到夏秋交替的时候脾所主，秋天肺所主，冬天肾所主。所以人体也在不断地调整，像肝气旺的人到春天的时候肝火更旺了，可能到了秋天的时候肝火没那么旺了，所以换季会有变化。平时我们可能考虑不到季节对五脏六腑的影响或是哪个脏器所主，但我们可以防患于未然，在没有换季之前改善我们的体质。我们的身体最怕堵，首先是肠胃不能堵，肠胃一堵，五脏六腑全堵了，所以肠胃要保持通畅，没事就推肚子，推到又能打嗝又能放屁，然后大便增多，小便通畅，平常的时候肚子咕咕直响，这就是有效果。如果还想进一步让全身血液循环更快一点，可以跪膝，做深蹲也行，或者蹲着走，就像小孩下雪天在雪地里拿个树枝写字，写完了再拿脚给搓了，就这么蹲着往前走。小孩玩沙子，看蚂蚁打架，就蹲着，对身体有很好的调养作用，这样慢慢地体质就增强了，这是最简单的方法。有人说慢跑行不行？慢跑挺好，慢跑最长的就是肺活量，可增强心肺功能。有人说我不慢跑，我走路行不行？走路长的是肝，肝血能长起来；走路长的是筋，使筋更强壮。有人说打坐好，打坐养的是脾。站桩行不行？站桩补的是肾。都挺好。

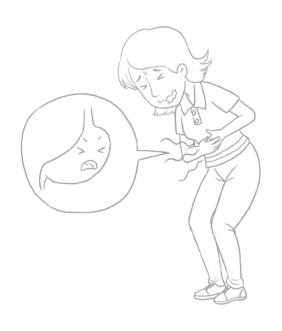

也就是说，要想不生病，就在平常的时候多做准备，这样才能改变弱的体质。《黄帝内经》上有一句话叫，"乱已成而治之，病已成而药之"，乱已经形成再去治，病已经有了再去用药，"譬犹渴而掘井"，你现在想喝水了挖井；"斗而铸兵"，就是打仗赶紧先磨枪，或者先铸造一个兵器，还来得及吗？临时抱佛脚是来不及的。"不亦晚乎"，这就是《黄帝内经》里边给人们警醒的话，很重要，也很实用。所以知道防患于平时，到真正有问题的时候也不用担心。如果平时老不做准备，只是在病的时候着急，病好了以后又恢复原样了，好了伤疤忘了疼，那是没用的。

提到艾灸，很早以前有个土方，说是在孩子胳膊上灸出疤痕后不容易生病。且不说这种做法有没有效果，就是有效果也没有必要。养生应该是让人愉悦的过程，如果一种养生方法从心理上就让人抵触，那就没有必要去做了，而且好多东西不是百分之百有效果，可能有一半有用，或者一小半有用，而且这有用的前提还是你得会弄，弄好了，弄准了，可能才有点用。比如说像足三里这个穴位，在日本有句谚语，"要想身体安，三里常不干"，还有一个谚语，"不与不灸三里者同行"，经常艾灸足三里，就会被烫伤，起疱了，那里总有斑痕。如果老有斑痕就会引着你的鲜血老去那修复，一修复经络就通了。在小孩重要的穴位上灸一下，就等于气血老到那里修复，比如艾灸大肠经，可防止感冒、便秘。但是有好多很文雅和缓的方法，也同样有这个效果，何必非得弄一个疤痕呢？好多东西有时候事倍功半，可能有点作用，但是投入的代价比较大，除非没辙了，比如就这么一块馒头，不吃这个就没别的可以吃了，那就只能吃了。但是现在你有那么多选择，有面包，有蛋糕，非得吃这个馒头干吗？

需要强调的是，任何养生方法都要以安全为前提，量力而行。

10 夏季冷，冬季热，
这种人的体质如何调理？

有的人似乎总是与众不同：冬季大家感觉很冷，但他感觉很热；夏季大家感觉很热，他反而感觉很冷，这种情况正常吗？

《黄帝内经》曰："无问其病，以平为期。"意思是说，不要问病人的感觉，以脉象平和为目的，为标准。冬天热，夏天冷，说明体内不调和了。有时候追究症状的病因，越追究越远，最后问题也没解决。但是我们知道什么是正确答案，那就是把身体调和到阴阳平衡的状态，身体自然就该冷的时候冷，该热的时候热了。

另外，夏季怕冷，说明体内阳气不足，也就是肾的精气不足。这就要求我们冬天的时候要把肾阳补足。冬天补不足，春天也要赶紧把肾阳调动起来，温煦全身各处。这个跟先天体质有关。先天体质虚寒的人，平常可以多做艾灸，多吃温热的食物，多晒太阳，少吃寒凉的食物，少受冻，冬天穿秋裤，这些都可以防止我们进一步受寒。先天的体质，不是一天能转变的，知道问题所在之后慢慢克服它，身体就会变得越来越暖。

第九章

中里巴人的
健康新观点

1 90后流行朋克养生法，
这种方法可取吗？

现在90后有个新潮的养生法，叫朋克养生法，就是熬最深的夜，敷最贵的面膜，一边喝酒撸串，一边保温杯里放枸杞。您觉得这种方法可取吗？

首先，能用这种养生法的人，通常都是身体比较好的人。这类人的先天条件（身体健康，精力充沛）比较好，怎么养生都无所谓。比如，他即使喝了冰镇的东西，也没有什么不舒服；甚至冰镇饮料和烧烤一起下肚，身体仍旧棒棒的。这种人也多是性情中人，现实生活中不会顾及太多，活得比较随心所欲。而有的人则恰恰相反，哪怕只是吃一点点冰镇食物，也可能会泻肚或是胃痛得不行。

所以说，各自按自己的心理愿望去养生就好，没有什么固定的养生方法。养生就是养生活，让生活过得愉快便好。

至于啤酒配枸杞能达到养生的效果，这完全是一种人为的想法。首先，凡是冰镇的东西，你泡什么药物在里边都不容易被分解，被吸收，这样做只是养生的形式，却没有养生的内涵。其次，并不是所有有营养的好东西吃到肚子里都能被吸收。比如，一个人为了养生，早上二两人参，晚上四两鹿茸，没事再吃点枸杞、冬虫夏草，这就能确保他的身体健康无忧了吗？不一定，营养的东西必须被吸收了才能有营养，不能被吸收，越有营养的东西，能量越高的东西，反而越消耗我们本身的气血，甚至成为一种毒素滞留在我们体内，影响我们的身体健康。

枸杞作为一种养生食材，也不是所有人都适合。如果你日常饮食吃得顺口，也消化得很好，在这个前提下吃点枸杞，枸杞能被吸收，说明枸杞比较适合你。相反，如果连日常饮食吃完了都胃胀不舒服，消化不了，那最好是不要再吃什么补品了。俗话说，药补不如食补，如果食补都补不进去，药补更补不进去了。

因此，人生百态，没有什么固定的非得应该或不应该的事，大家觉得过得舒心，觉得对身体有增益，精神各方面也一天比一天好，就是最好的养生。

2 根据水往低处流的原理
   脚部是血液最多的地方吗？

俗话说，水往低处流，脚部位于人体的最底端，应该也是血液最多的地方，这种说法对吗？

人体的血液是不断地循环流动的，通过动脉血和静脉血之间不停地转换，完成一个新鲜与陈旧的交换。比如心脏具有泵血功能，它有很多毛细血管，这些毛细血管如果不通畅，或者不通气，那些富含养料和氧气的新鲜血液，可能就去别的地方了，而这些寒凝血滞的地方因为得不到足够的氧气或是营养供给，慢慢就掉队了。同样是循环了一周，那个地方可能只过了半周的血量，而别的通畅的地方可能过了四周、五周的血量。

人体的五脏六腑有升有降，该升的升，该降的降，就是清气上升，浊气下降。比如说肝升肺降，它有本能，不是说所有的都往下降，有了一个出口所有的血都流出去了。食归大肠，水归膀胱，它有它自己的轨道，而且它必须得有一个回流才能变成陈旧的东西，才能重新吸收，再交换变成新的东西。所以这个泵就是把陈旧的血变成新鲜的血液。

　　所以说，并不能从传统意义上的"水往低处流"来理解脚部的血液。

3 您如何理解 "损有余而补不足"？

您在前面讲到了"损有余而补不足"，请问该如何理解这句话的意思呢？

"损有余而补不足"是《道德经》中的一句话，意思是损减有余来补充不足。实际上这是一个常态。比如水往低处流，就是有余的地方把不足的地方填满了，所以最后达到一种平衡。我们的身体也是这样，比如头上上火了，脚冰凉，就要把身体多余的能量填补到身体不足的地方。中间要怎么调和？首先要明白脏腑和脏腑之间的关系。

众所周知，我们人体的各个脏腑都不是孤立的，它们之间都有桥梁可以搭建。比如说脾和肺，心和肾，它们的关系除了靠知识上的获得，有时候也得靠身体的亲身感受才能真正了解。此外，还可以通过经络了解。经络可以帮助我们把身体调节平衡。最后就是通过心情。当心静下来的时候，旺盛的地方自然就会补到不足的地方，从而帮助身体达到平衡。

孩子学习的时候，如果注意力不集中，就没办法把书念好，把作业写好。而在他注意力集中的时候，不但学习效率提高了，连做作业的正确率也能提高不少。拳击手站在擂台上时，必须运动起来，但他们的内心必须要静下来，要非常专注地知道下一拳打在哪儿，怎么打。所以，动和静不光看表面的形体，主要看内心的一个状态。专心致志，心无旁骛就是静。有时候我们即使放着音乐，仍然可以专心地把这道数学题解了，原因是背景音乐成了增加我们灵感的源泉。夏天的荷塘，各种虫子一块叫，有人觉得吵得要命，有人觉得今晚夜色真美。可见，心静的时候，所见所闻都别有一番滋味。

看到这儿，有人就要问了，孩子认真打游戏的时候是不是也很专心？

肯定是这样，只要他爱好游戏，就会很专心。实际上所有的事情都是这样，只不过这里换成了打游戏。打游戏对有些人来说是一种放松的解压方式，但确切来说是一种隐形的身心损耗。因为打游戏的时候，你的愉悦是暂时的，但是没有完成的学习、工作最终还是要做的。

现在国内外的老年痴呆挺多的，为什么会这样呢？有人建议，为了预防老年痴呆，不妨提高一下老年人的注意力，让他们的大脑活跃起来。然而，这种病并不是说你增加计算能力和逻辑思维就能够改善，也不是要你多运动，这种病实际上是大脑空间萎缩了。所以，要想治疗老年痴呆，就要给大脑增加营养。增加营养不是说你吃点什么补一补，要知道通到大脑的主要是脑髓。近代医学家蔡陆仙在《中国医药汇海》中说："人之才力均出于脑，而脑髓实由肾主之。肾生精，精生髓，髓生骨，骨系着于脊骨第十四椎下，是为命门，为人脊最深之窍，即输精入脑之所……"可见脑髓是肾主，肾的能量要补足，但肾精又不是自己独生的，它受五脏之精的灌注才能生，归根结底也是一个调养五脏的过程。所以，要想防止老年痴呆，还得从调养五脏入手，光调养人的智力是不行的。

4 扭动脖子时会咔咔作响，
这是怎么回事？

当工作一会儿，觉得头昏脑涨，抬头左右扭动脖子时，脖子会咔咔作响，这是怎么回事呢？

实际上，这与人体的逐渐衰老有关。衰老的过程，肾气不足，而肾主骨，所以左右扭动脖子，有时候会听到咔咔作响的声音。我们扭动脖子，是因为脖子出现了某种不舒服，想通过扭动来缓解不适。但是，光扭动脖子效果并不大，因为脖子只是整个脊椎的一部分，脖子出现问题，多是脊椎出现了问题。要想把脖颈调理好，多需要外人的帮忙。比如，我们可以趴下，让人把整个后背脊椎从上到下都推一遍或是揉一遍。脊椎通畅了，督脉通畅了，我们的脖颈自然也就通畅了。

而且，经常推脊椎还能预防好多早衰问题，可谓一举多得。有一点需要大家记住，所有的推拿、按摩都要遵循循序渐进的原则，动作要轻柔，安全第一。

5 小孩总是趴着睡，
    对身体会不会有害？

孩子总是喜欢趴着睡，这是为什么？这样趴着睡觉，对身体有益还是有害呢？

人的本能反应会促使自己做出一些动作来自我保护。孩子喜欢趴着睡，可能是肠胃不好，或是心脏有点虚弱，通过趴睡，孩子感受到了舒适，能睡得更好，这样没什么不好。就像有人不喜欢侧睡，不喜欢仰睡，这都是身体自我放松的一种选择。

6　从多喝热水到多艾灸，
　　艾灸如何发挥它的功效？

以前我们有个头疼脑热，别人就会劝说"多喝热水"，现在慢慢变成了"多艾灸"。艾灸到底如何对人体发挥它的功效呢？

《黄帝内经》曰："虚则补之，实则泻之，寒则温之，热则凉之，不虚不实，以经调之，此乃良医之大法也。"意思是说，虚的人要适当地补，实的人要适当地泻，用寒凉的药来治疗阳盛热症，温热的药来治疗阴盛寒症，如果身体健康没有实症也没有虚症，只需放松经络就可以了。

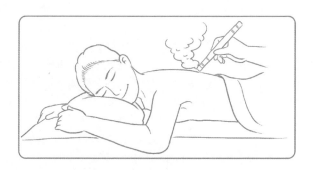

艾草作为一种养生药材，本身具有双向调和作用，可补又可泄。只要因人而异、因时而异就能够达到保养身体的功效。当然，实热者多灸四肢，虚寒者多灸腰腹部。

7 气血不足是怎么回事？
气和血两者是什么关系？

经常听到有人说气血不足，到底是气不足，还是血不足？这两者是什么样的关系呢？

人是一个整体，气和血本身是同时游走在身体内。如果要分开来说，等于把人体割裂了。气行脉外，血行于中，血在血管里行走，不是它自己走，而是有无形的气在推动它走，所以气血是不能分开而论的。如果没有气的推动，血马上就停了，或者成出血症，血不归经。所以气是血的动能，但动能一般不可见，我们看见的是有形的物质，所以有人会觉得血是血，气是气，气看不见。看不见的东西不代表它不存在，而是作为无形的动能支撑着有形的物质运作。气与血的关系就是如此。

8 做手术半月后，
是否可以进行跪膝法？

前面讲过跪膝法的诸多好处，那么，在手术之后，是否依然可以通过跪膝法进行身体锻炼呢？

的确，很多人做了手术之后，对跪膝还是有恐惧感的。如果怀着恐惧的心思跪膝，就会耗费大量的气血，跪的时候精神不集中，气血也不会往下肢集中了。

《黄帝内经》曰："拘于鬼神者，不可与言至德；恶于针石者，不可与言至巧；病不许治者，病必不治，治之无功矣。"意思是说，对于那些拘泥于鬼神迷信的人，是不能与他谈论高深的医学理论的；对于那些厌恶针石治疗的人，也不能跟他谈论针灸技术的巧妙；而那些得了病却不愿意治疗的人，他们的病是无法治愈的，即使强迫他们治疗，也难以得到应有的疗效。

具体到实处，就是治病不能逆着患者的心理状态。否则，患者不相信，不接受，不能与医生共同使劲，就等于是做无用功。做了手术半月之后，患者心里首先有个认知：我这里已经受伤了，你还让我跪，我不是越跪越磨损吗？面对这种情况，建议患者先推腹，或者先把手搓热了，先抚摸膝盖。这个方法既简单又有效，还容易坚持。这就是告诉大家，任何养生方法首先都要保证安全；其次，以病人为主体。只有以病人为主体，获得病人的认可，病人才能更好地自愈。

9 掐人中能够治疗感冒吗？

身边依然有很多人在感冒的时候，不吃药不打针，而是采取自己掐自己人中的办法来治疗感冒。那么，掐人中是否能够治疗感冒呢？

人中位于鼻下方、唇上方的皮肤纵沟（鼻唇沟）处，属督脉经。古人认为望诊此处以诊察膀胱和子宫（即子处）的疾病。而膀胱经就像家里院子的栅栏，起防护作用，用来抵御外界风寒。当人感冒时，多是体内有寒气，揉或是掐人中，等于开启膀胱经的栅栏，把里面的寒气散出去。所以，感冒时掐人中，会觉得身体舒服一点儿。但是感冒了还是得该吃药就吃药。

10 哪些穴位不能随便按摩，
否则就会出现问题？

听说按摩经络能够养生，那么哪些穴位不能随便按摩？如果按摩的话就会引发某些身体上的不适，是真的吗？

人体的经络、穴位是我们自身的东西，都是保护我们的，而不是要跟我们作对。按摩的时候，揉着揉着手就酸了，不可能使那么大劲，把身体给按摩伤了。所以，方法好不好使，不必追根究底，先去做，先去按摩试试看，但是很多人非得想明白了是不是安全，有没有什么科学依据再去做。结果想了三天，一次也没试验过，最后只能是不了了之。

其实，给自己按摩不需要特别高深的手法，哪里不舒服，随手都可以按。比如肩膀上比较痒，直接用手去挠就好，没有必要请教别人，更不需要使多大劲，只要不痒便可。按穴位也一样，只不过是把痒痒的地方换成穴位名而已，你哪儿痒就按哪儿，这就是穴。因为你按了以后，心情舒畅了。

这就是经络在给你传达信息，告诉你哪里有问题。比如说这里痒了，就是告诉你这痒必须挠，挠了以后马上神清气爽；这里胀了，胀就是气堵在这儿，必须得敲，一敲打一嗝，结果好了；如果某个部位酸了，那就得揉一揉。实际上这些就是穴，所以穴位很简单，而且穴位都是你的亲朋好友，都是同盟军，揉不坏，而且还可能嫌你揉得太轻，所以，你自己给自己按摩揉就行了，揉不坏的，只能越揉身体越健康。

声 明

　　书中所描述的健康养生方法仅供参考，不作为实际养生中完全依靠的手段。在健康养生的过程中，应该根据个人身体状况，具体问题具体分析，再施以正确的养生方法。针对重大健康问题，最好及时就医诊断，以免错过最佳治疗时机。